病気知らずの
名医が
食べている

長生き朝ごはん

芝大門いまづクリニック院長
今津嘉宏 Yoshihiro Imazu

栄養士
今津美幸 Miyuki Imazu

Q

朝ごはんは
体と心の健康の源です。
それはなぜでしょうか？

A

病気や不調の9割は
「冷え」が原因。

そして体を温めて、
「冷え」を撃退する秘訣が
朝ごはんだからです。

不調を改善して老化を防ぐ、
科学的に正しい食事。
それが長生き朝ごはんです。

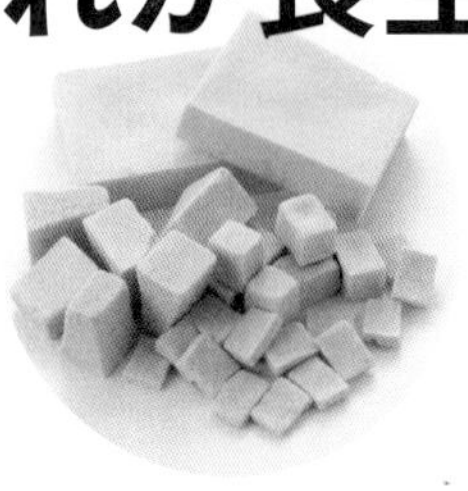

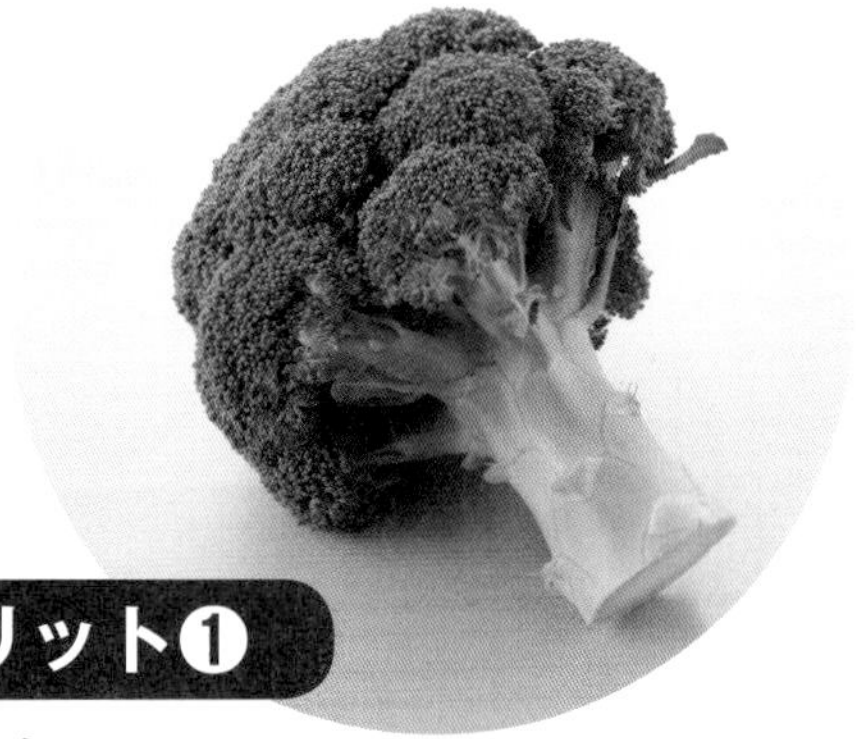

長生き朝ごはんのメリット❶

朝ごはんにとりたい
栄養素を網羅した
７つの長生き食材！

「朝ごはんは健康の源」といっても、具体的に何を食べればいいのか？

本書では、朝ごはんにとりたい食材として

❶トマト　❷ブロッコリー
❸きのこ　❹大豆
❺高野豆腐　❻ヨーグルト
❼ドライフルーツ

の７つを厳選しました。

長生き朝ごはんのメリット❷

スピード献立&
作りおきおかずは
忙しい朝の強い味方！

・７つの長生き食材を使ったレシピは、
健康効果と**美味しさ**はもちろんのこと、
料理が苦手な人でも安心の簡単調理
メニューです。

・２週間分収録した献立は、
すべて**１食10分以内で完成。**
まねするだけだから迷いません。

・栄養満点の作りおきおかずは、食べ方の
アレンジも豊富に紹介しているため、
飽きずにずっと続けられます。

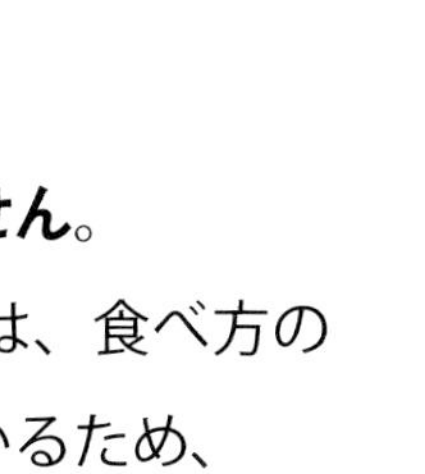

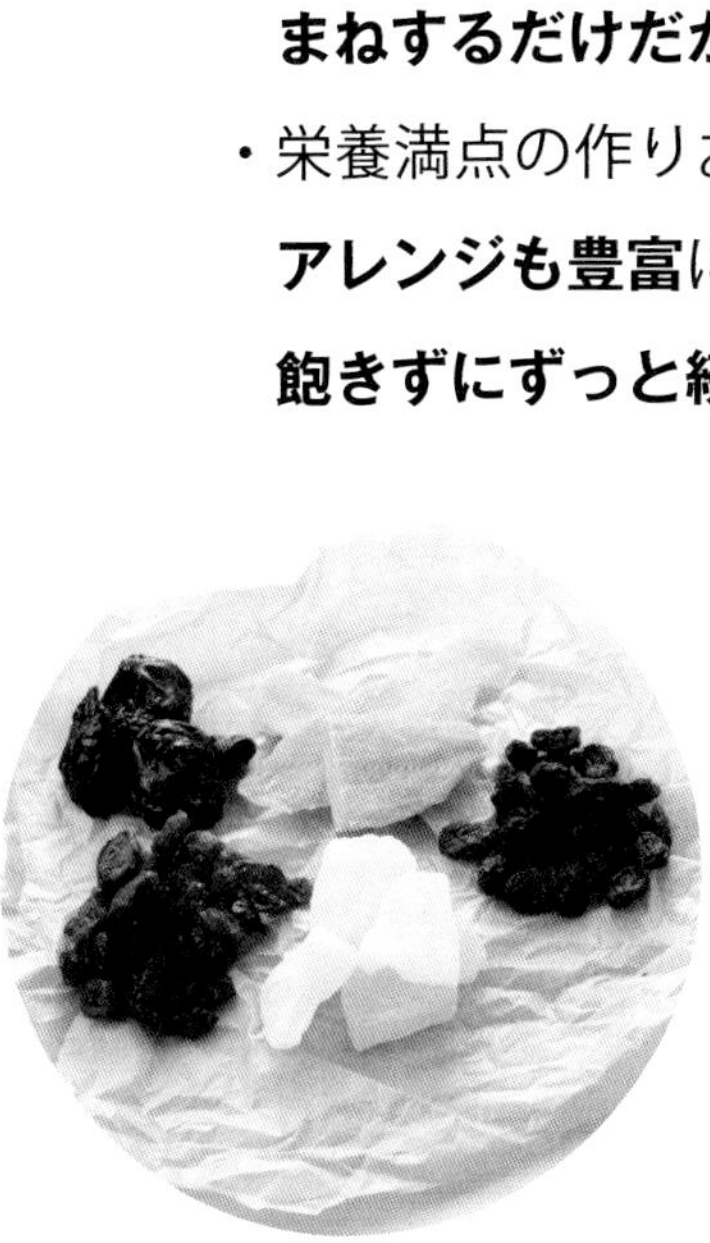

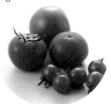

長生き朝ごはんの健康効果は、こんなにたくさん！

▼

全身の冷えが改善する

健康な体を作るためには、なんといっても冷えをとることが大切。1日のうちで最も体温が低い朝の時間にしっかり食事をして、エネルギーを体にとり入れることで、効率良く体温を上げることができ、全身の冷えが改善します。

▼

免疫力アップで万病を防ぐ

朝ごはんによってエネルギーが作られ、体温が上がると体中の臓器が良く働くようになります。すると免疫力が向上して、ウイルスや細菌を寄せつけない体に。がん予防効果も期待されます。

老化を止める

長生き食材のトマトやブロッコリー、ドライフルーツは高い抗酸化力を持ち、全身の老化スピードを抑え、肌や髪の若々しさを保ってくれます。また大豆に含まれる大豆イソフラボンは更年期障害の緩和、カルシウムたっぷりのヨーグルトは骨粗鬆症の予防効果が。

生活習慣病の予防・改善

長生き食材には、生活習慣病にパワーを発揮する栄養素がたっぷり。高血圧、脂質異常症（高脂血症）、糖尿病や、肥満、心筋梗塞・脳梗塞を引き起こす動脈硬化を予防・改善してくれます。

腸内環境を整える

朝ごはんをきちんと食べることで、腸が刺激され、老廃物が排出されます。長生き食材の中でも、きのことヨーグルトは腸内環境を整える効果が特に高く、便秘や下痢の改善、花粉症などのアレルギー症状の緩和、ストレスの軽減にパワーを発揮。

だから、
長生き朝ごはんは
すごいのです！
あなたも早速始めて
「元気で長生き」を叶えましょう。

目次

病気知らずの名医が食べている　長生き朝ごはん

第1章
長生きしたいならこれを食べるべき
7大長生き食材

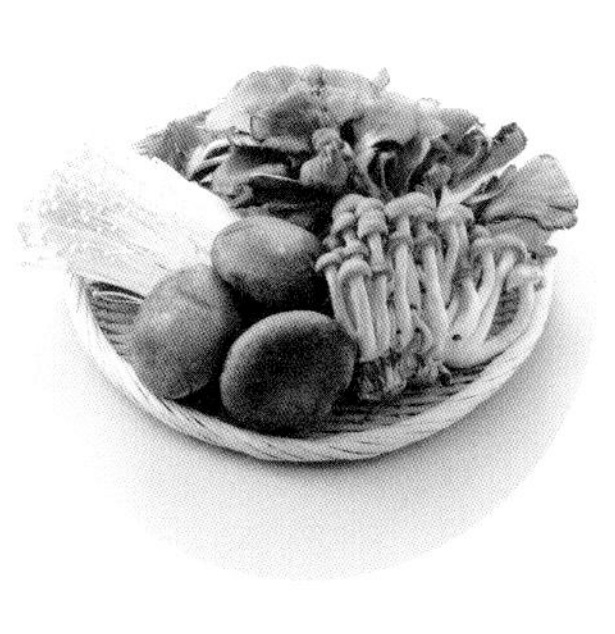

第2章
万病を防ぐ
長生き朝ごはんのすごい健康効果

第3章
10分で完成！
まねするだけの2週間献立

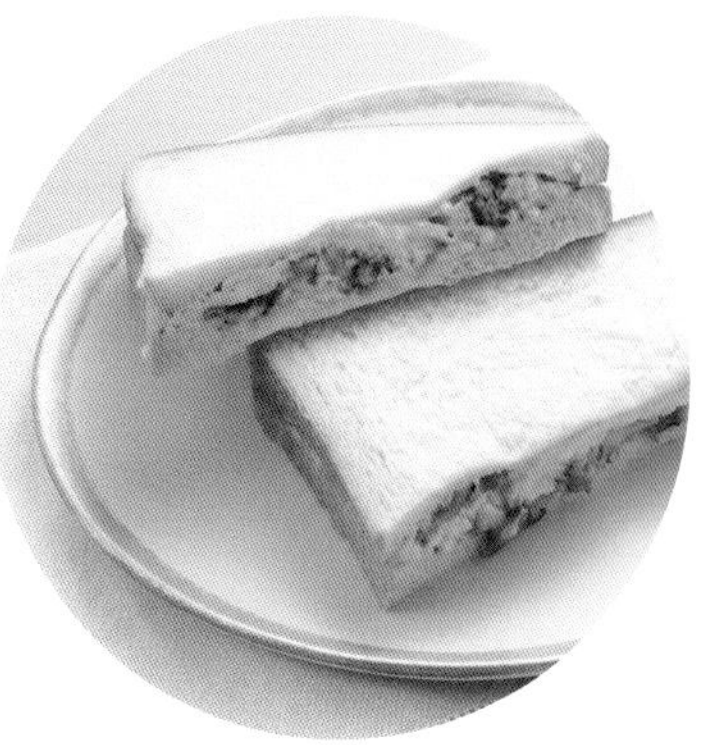

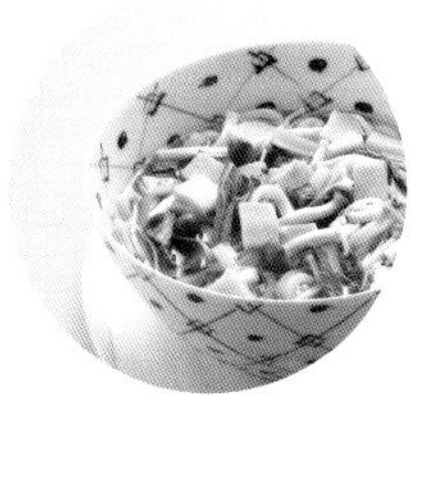

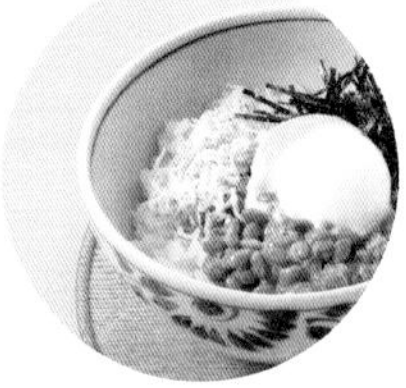

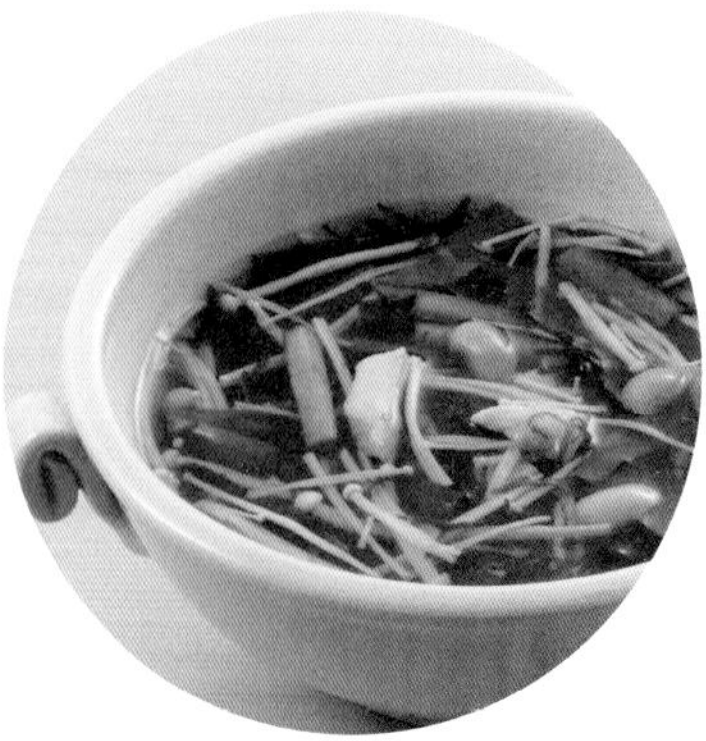

第4章 まとめて作ってずっと美味しい！
作りおきおかず

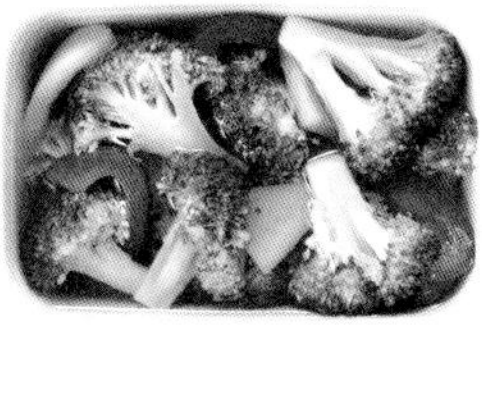

第5章
長生き朝ごはんの効果を倍増させる
朝の長生き習慣

※本書のメソッドは著者独自のものであり、
効果・効用には個人差があります。
※事故やトラブルに関して本書は責任を負いかねますので、
あくまでも自己責任においてご活用をお願いいたします。
※本書のメソッドを行うことに心配や不安がある場合は、
専門家や専門医にご相談のうえお試しください。

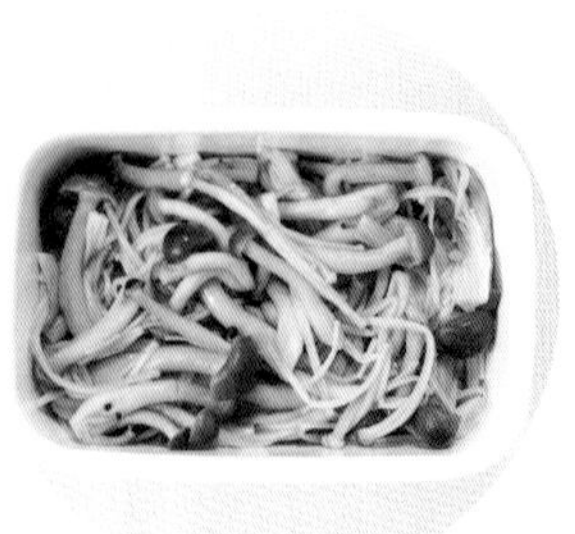

第1章

長生きしたいなら
これを食べるべき
7大長生き食材

老化を防ぎ、不調を改善するためには、
まずはここで紹介する食材を朝ごはんにとり入れましょう!
それぞれの効能をわかりやすく解説します。

長生き食材
1

トマト——赤い色素成分のリコピンが病を招く活性酸素を消去する

17世紀に日本へ伝わってきたトマトは、江戸時代のベストセラー作家である貝原益《かいばらえき》軒《けん》の『大和本草《やまとほんぞう》』にも健康食材として登場します。

トマトの赤色はリコピンという色素です。リコピンは体の中で作ることができないので、食品からとるしかありません。

トマトをはじめとして夏野菜は色が濃いのが特徴ですが、これは紫外線から種子を守るため。植物が自分の体を守るために作る成分・**カロテノイド類（フィトケミカルの一種）の中で最も抗酸化作用が強いのがリコピン**で、ビタミンＥの１００倍以上の抗酸化作用があるといわれています。**リコピンは、遺伝子を傷つけ、老化やがんの原因となる活性酸素を消してくれます**。

また、トマトのうま味成分のひとつ**グルタミン酸は、精神的ストレスを緩和し、睡眠の質を良くするγアミノ酪酸（ＧＡＢＡ）という物質を作ります**。グルタミン酸は、種の周りのゼリー状の部分に多く含まれ、熟すほど増えます。

主な有効成分（100g当たり）
カロリー…16kcal、**ビタミンC**…15mg、
リコピン…9.27mg、**GABA**…30〜60mg

- 骨粗鬆症予防
- がん予防
- コレステロール値を下げる
- 美肌効果
- 血圧を下げる
- 抗酸化

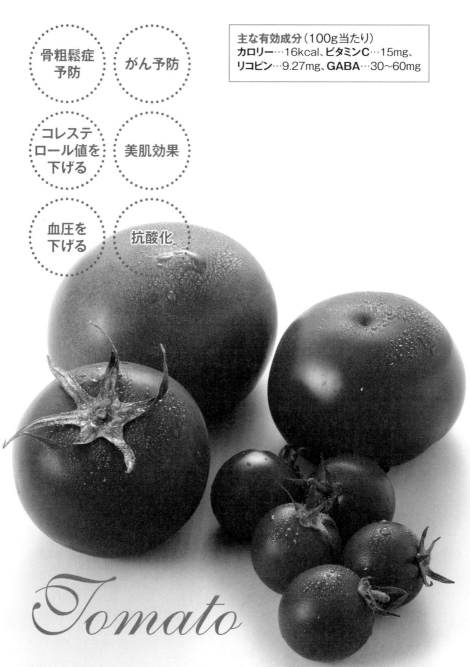

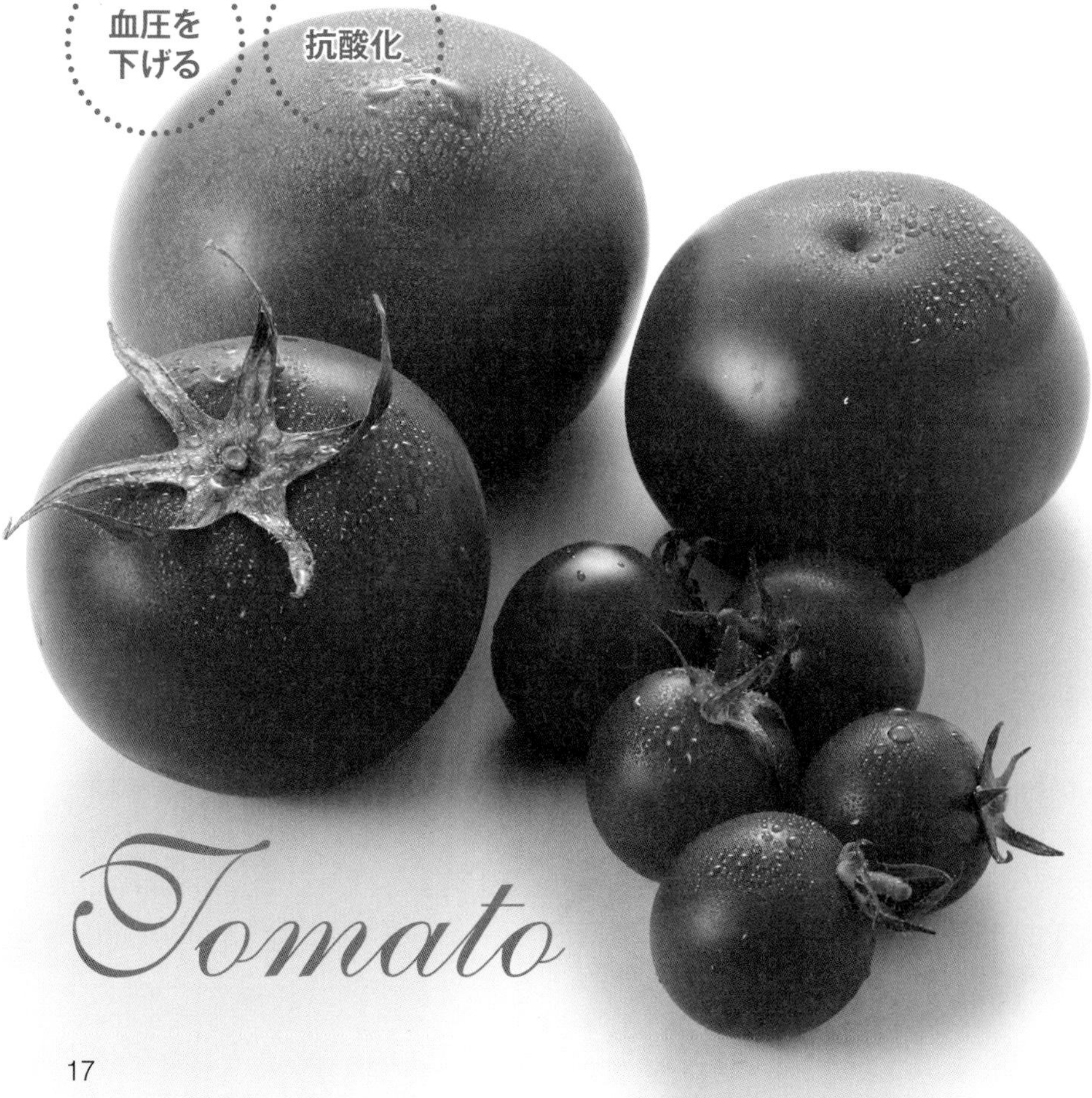

長生き食材
2 ブロッコリー
——辛味成分グルコシノレートが解毒・抗酸化酵素を活性化する

わたしたち日本人が、**ビタミンCの一番の補給源**としている食べ物は何か、ご存じですか？　それはキャベツです。生のまま食べても火を通しても美味しいキャベツは、アブラナ科の野菜です。**アブラナ科の野菜であるブロッコリー、カリフラワー、白菜、カブ、小松菜、野沢菜、ケール、クレソンなどはすべて、ビタミンCが豊富です。**

その中で今回、長生き食材に取り上げるのはブロッコリー。

ブロッコリーの少し鼻にツンとする香りや辛味・苦味を出す成分を**グルコシノレート**といいます。聞き慣れない言葉かと思いますが、大根おろしやワサビの香りや辛味・苦味を思い出してみてください。あのツンとくるのが、グルコシノレートです。

ブロッコリーの特徴は、芽の部分にグルコシノレートのひとつであるスルフォラファンが豊富に含まれていること。**スルフォラファンには、解毒酵素や抗酸化酵素を活性化させる**作用があることが知られています。がんの予防や白内障予防にもパワーを発揮する野菜です。

がん予防

白内障
予防

抗酸化

血液
サラサラ

主な有効成分（100g当たり）
ビタミンC…120mg、**ビタミンA**…810μg、
ビタミンE（αトコフェノール）…2.4mg、
ビタミンK…160μg、**食物繊維**…4.4g

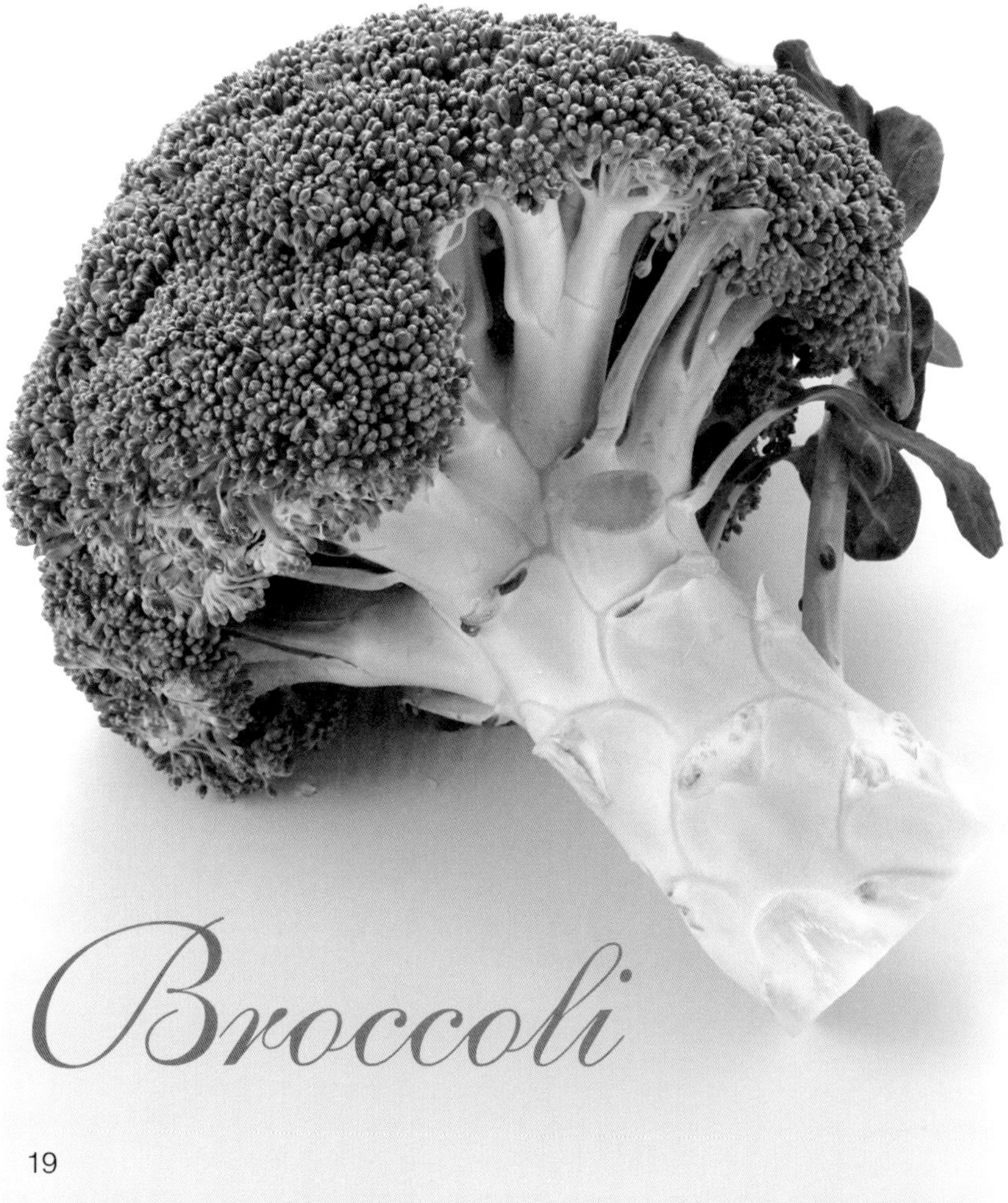

Broccoli

長生き食材

3 きのこ

豊富な食物繊維が肥満を防止。βグルカンは免疫力を高める

きのこは、現代人に欠かせない食物繊維を豊富に含んだ食材です。食物繊維は、消化管で消化・吸収することができません。しかし、腸内細菌の働きで分解され、酢酸、プロピオン酸、酪酸などといった短鎖脂肪酸になります。短鎖脂肪酸は、**腸内細菌を活性化し、腸粘膜の栄養になり、交感神経を活性化します。すると代謝が高まってエネルギー消費量が増え、肥満防止につながります。**

きのこに含まれるβグルカンは、**免疫を活性化することでウイルスへの抵抗力を高め、抗がん効果があります。**また、きのこの中でもえのきだけとしいたけには、ストレスを和らげるγアミノ酪酸（ＧＡＢＡ）が豊富に含まれます。

ところで、厚生労働省がすすめる野菜の１日の摂取量は３５０g。これはレタス約７個分に相当します。すごい量ですね。これを食物繊維に換算すると約20gです。きのこのうま味成分グアニル酸は、さまざまな野菜と相性が良く、組み合わせることで美味しくたくさんの食物繊維をとることができるというメリットも見逃せません。

免疫力アップ

腸内環境を整える

血糖値を下げる

コレステロール値を下げる

血圧を下げる

肥満防止

主な有効成分
ビタミンD、**ビオチン**（まいたけ）、**ビタミンB_1**（えのきだけ）、**ビタミンB_2**（しめじ）、**葉酸**（えのきだけ、しいたけ）、**グルタミン酸**（しいたけ）

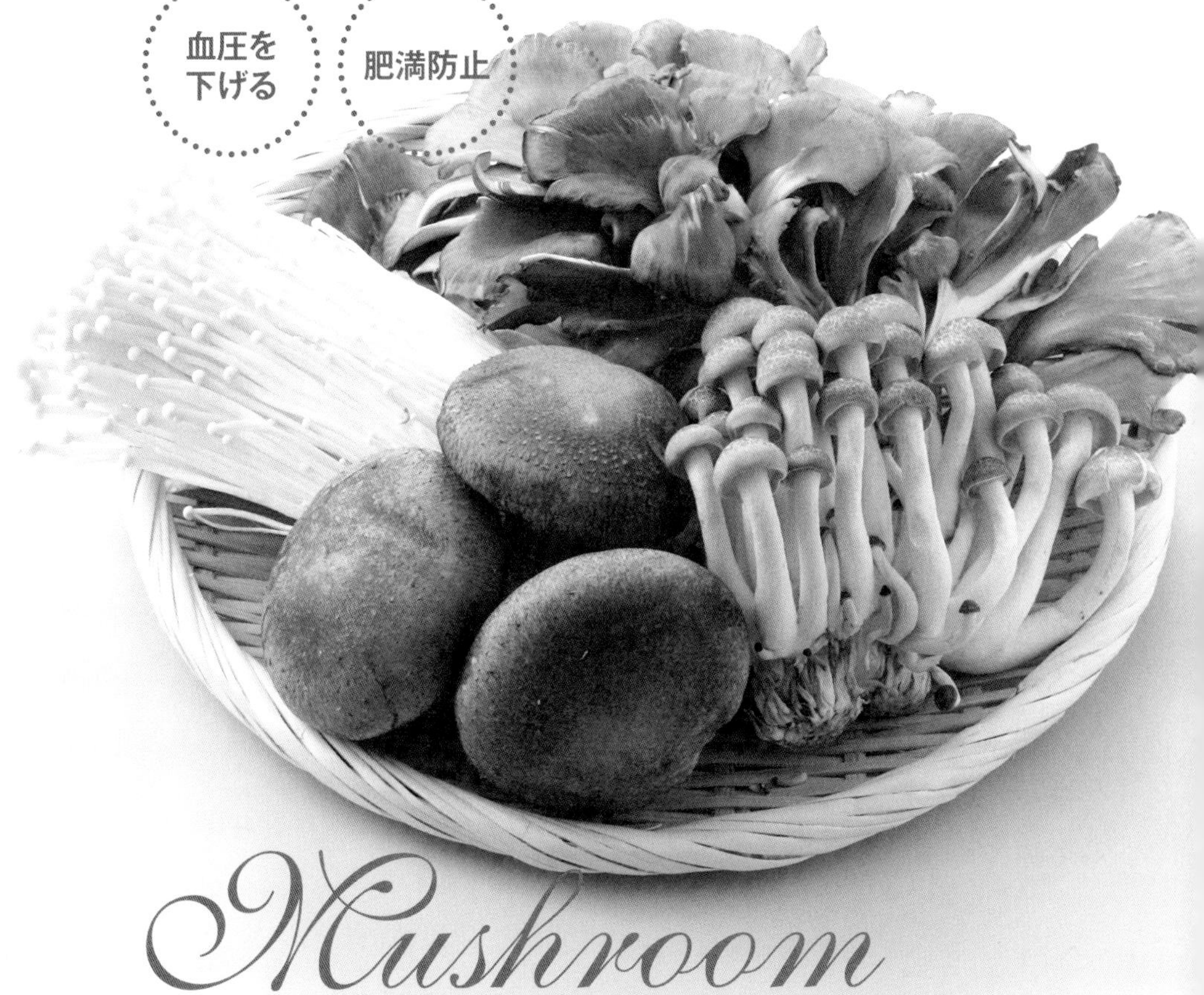

Mushroom

長生き食材 4

大豆

植物油の不飽和脂肪酸が血圧と悪玉コレステロールに働く

朝ごはんには、三大栄養素であるタンパク質、脂質、炭水化物をバランス良くとることが大切です。「畑の肉」と呼ばれる大豆は、良質なタンパク質を豊富に含んでいますから、肉を食べると胃もたれがするなど、肉が苦手な人にとてもおすすめの食材です。

大豆をはじめとした植物の油は不飽和脂肪酸を豊富に含み、動物の脂は飽和脂肪酸が主体です。**不飽和脂肪酸は、動脈硬化や血栓を予防し、血圧を下げてくれたり、悪玉コレステロール（ＬＤＬ）を減らす**効果があります。同じく不飽和脂肪酸を豊富に含むタンパク質に、魚や貝類があります。

また、豆類に含まれるフラボノイド類（ポリフェノール化合物）をイソフラボンといいます。フィトケミカルのひとつである**イソフラボンは女性ホルモンと同じ作用があり、若さを保つ効果**があります。イソフラボンは、腸内細菌によってエクオールに変化し、より女性ホルモンの作用が強くなります。

更年期障害改善

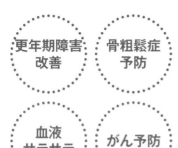

骨粗鬆症予防

血液サラサラ

がん予防

肥満防止

主な有効成分（ゆで大豆100g当たり）
カロリー…176kcal、**タンパク質**…14.8g、**食物繊維**…8.5g、**n3系不飽和脂肪酸**…0.77g、**n6系不飽和脂肪酸**…4.39g

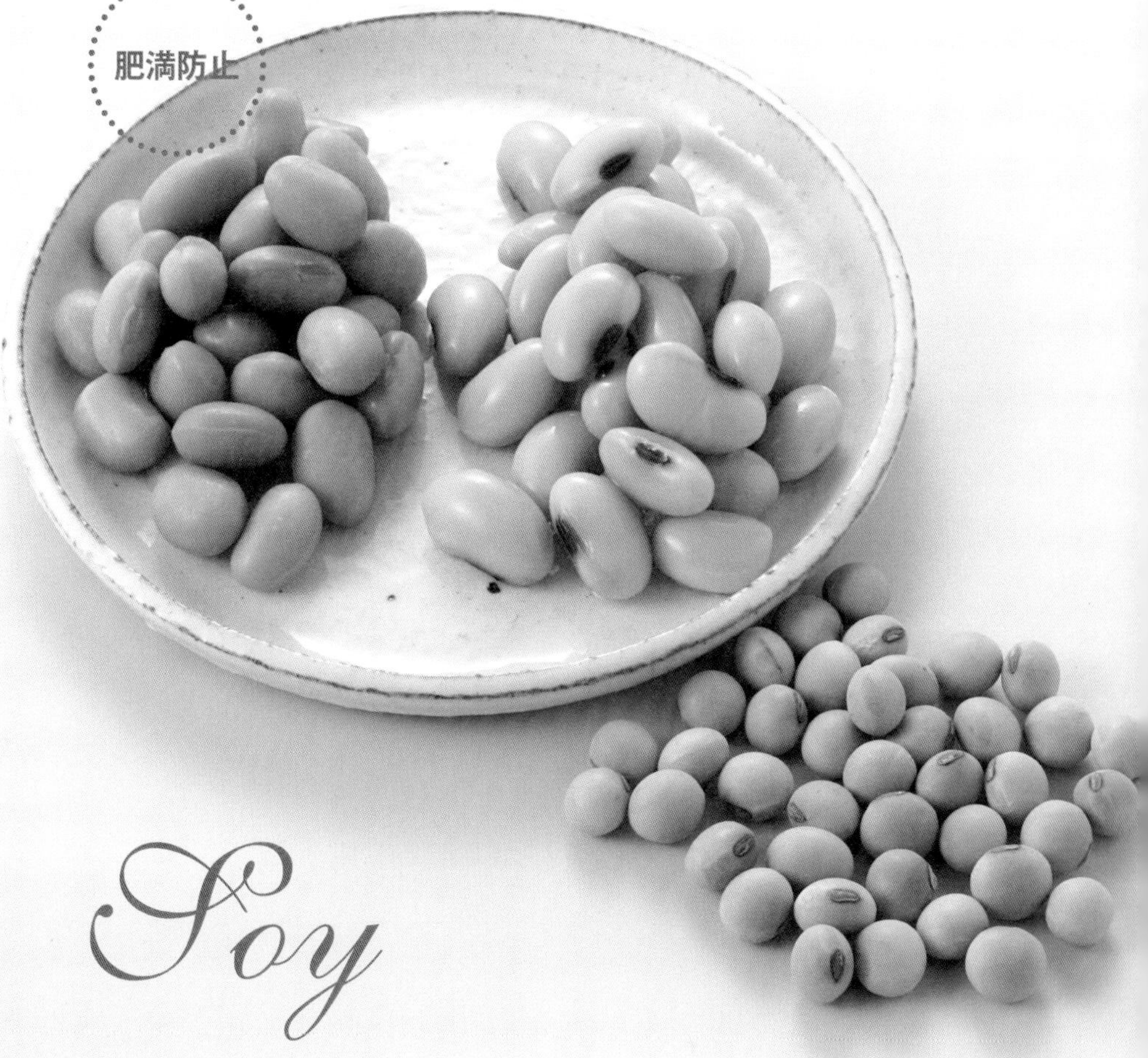

Soy

長生き食材

5 高野豆腐

――レジスタントプロテインが血糖値を抑え血管を若返らせる

１９９４年、日本人初の女性宇宙飛行士・向井千秋さんがスペースシャトルに宇宙食として持ち込んだのが高野豆腐です。高野山で作られていた高野豆腐は、冬の寒冷気候の中で豆腐を凍結させながら熟成した後、湯で解凍し、水を絞り乾燥させたもので、古くから保存食として親しまれてきました。**保存性が良いのは、防腐性（抗菌性）と抗酸化性が高いことを意味します**。

高野豆腐に含まれる大豆タンパク質は、加熱後に、加圧、冷却などの過程を経ることで**レジスタントプロテインに変化します。レジスタントプロテインは、血糖値の上昇を抑え、血管の老化を抑え、老廃物の排出を促進**してくれます。

レジスタントプロテインには、タンパク質から食物繊維に性質が変わることでカロリーが半分になるという特徴もあります。

なお、同じようにカロリーが半分になるものとして、レジスタントスターチがあります。豆類、イモ類に含まれ、加熱調理で減少しますが、冷却すると再び増加します。

血糖値を下げる

コレステロール値を下げる

血液サラサラ

肥満防止

腸内環境を整える

主な有効成分（水で戻したとき100g当たり）
カロリー…115kcal、**タンパク質**…10.7g、**カルシウム**…150mg、**n3系不飽和脂肪酸**…0.51g、**n6系不飽和脂肪酸**…3.25g

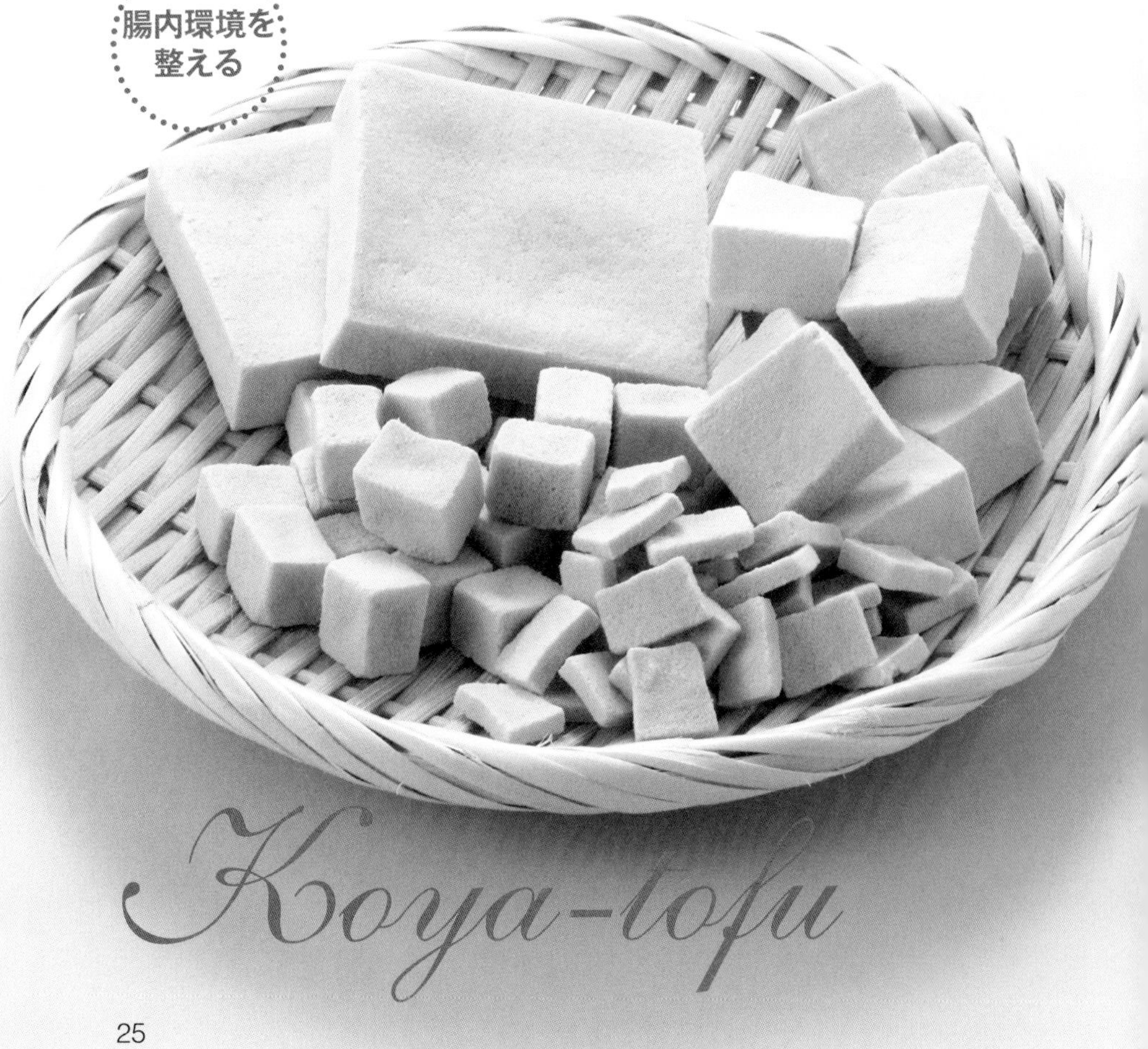

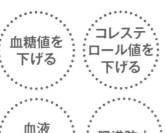

Koya-tofu

長生き食材

6

ヨーグルト

――腸内細菌を活性化して健康な体に導く腸活食品

ヨーグルトは、**発酵食品**です。発酵食品は、昔から日本人の食生活になくてはならない食材でした。江戸時代初期の医師・本草学者の人《ひと》見《み》必大《ひつだい》が著した『本朝食鑑《ほんちょうしょっかん》』には、酒粕や味噌に漬け込んだ魚や肉など動物性発酵食品の記載があります。食材を発酵させると、美味しさと深みが増し、保存性も高まります。先に述べた通り、保存性が良いということは、**抗菌性と抗酸化性が高い**ということ。

実は、プレーンヨーグルトが日本の食卓に登場したのは、明治ブルガリア・ヨーグルトが１９７３年に発売されてからですから、まだ50年も経っていません。現在、スーパーマーケットには多種多様なヨーグルトが並んでいます。腸内細菌を活性化するプロバイオティクスのひとつである**ヨーグルトは、腸内環境を整え、体を健康な状態にしてくれる優れた健康食材です**。

ヨーグルトと同じく乳製品を発酵させたチーズは、乳糖・乳酸がカルシウムの吸収を助け、カゼインフォスフォペプチドがカルシウムの吸収を促進します。

腸内環境を整える

骨粗鬆症予防

免疫力アップ

抗酸化

主な有効成分（100g当たり）
カロリー…62kcal、**タンパク質**…3.6g、**脂質**…3g、**カルシウム**…120mg

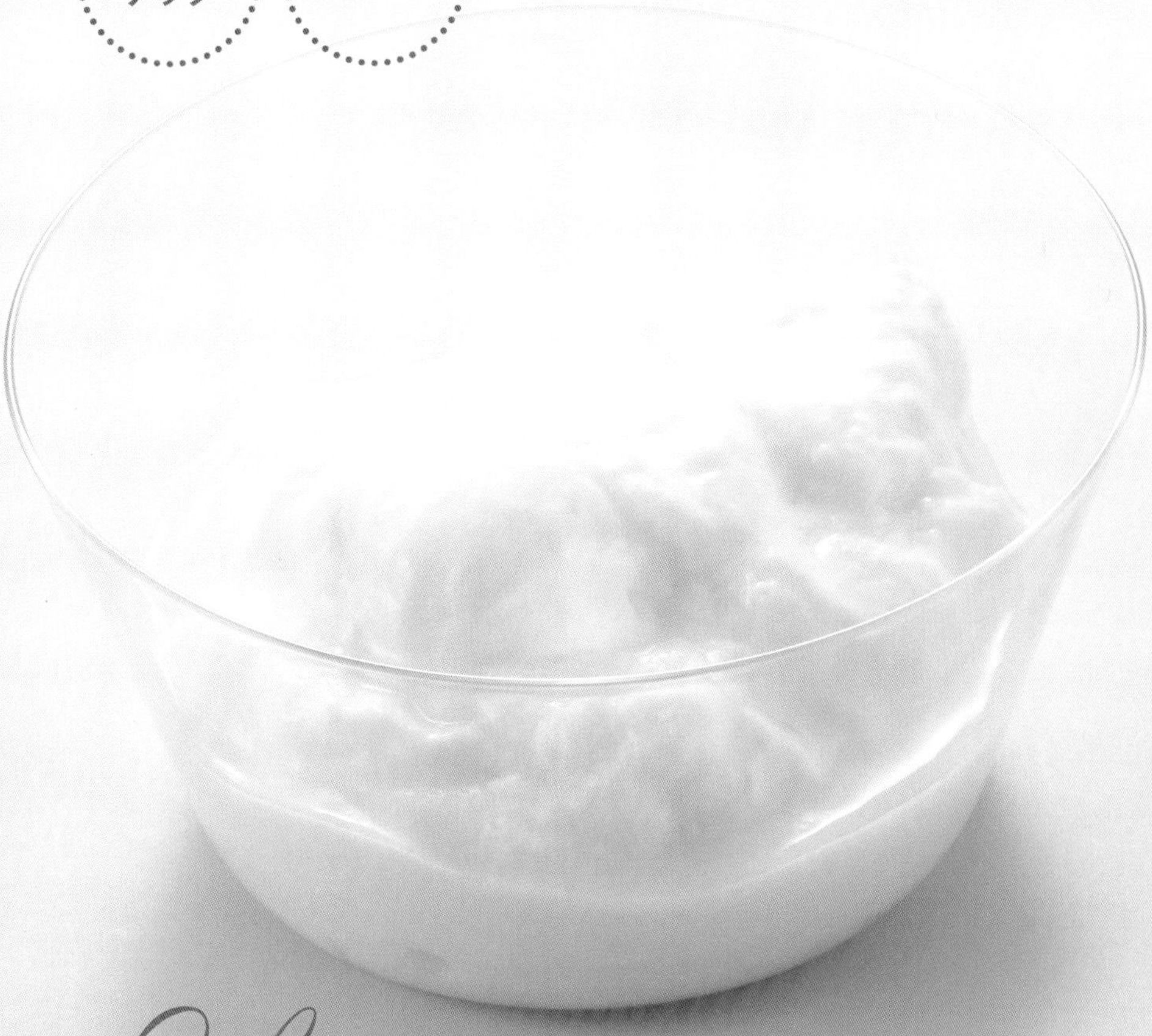

Yogurt

長生き食材 7

ドライフルーツ

——さまざまなポリフェノールが全身の健康を底上げしてくれる

ドライフルーツは、保存食として重宝されるばかりでなく、**生の果物よりも栄養価が凝縮されて増す**といううれしいメリットがあります。

果物の甘味の正体は、ブドウ糖、果糖、ショ糖。糖質の割合は果物によって異なりますが、**果糖はブドウ糖よりもゆっくりと吸収される性質を持つ、体に優しい糖質**です。代謝にインスリンを必要としないため、血糖値が上がりにくいとされています。

またドライフルーツには、ポリフェノールが豊富に含まれており、さまざまな健康効果が期待されます。柑橘類に含まれるフラバノンは、微小血管内皮組織に作用して**細胞を活性化**します。ブルーベリー、リンゴ、桃に含まれるプロアントシアニンは、抗酸化作用があり、**がんや循環器疾患などの慢性疾患のリスクを減らします**。ブドウ、ブルーベリー、ザクロなどに含まれるアントシアニンは、**血管を強くし**、**眼精疲労を回復**してくれます。ブドウの果皮に含まれるリスベラトロールは、悪玉コレステロール（ＬＤＬ）の酸化を阻害し、**血液をサラサラ**にしてくれます。

抗酸化

免疫力アップ

がん予防

ストレス解消

認知症予防

血液サラサラ

骨粗鬆症予防

主な有効成分
リスベラトロール、アントシアニン（レーズン、プルーン、クランベリー）、**βカロテン**、**プロメライン**（パイナップル、マンゴー）

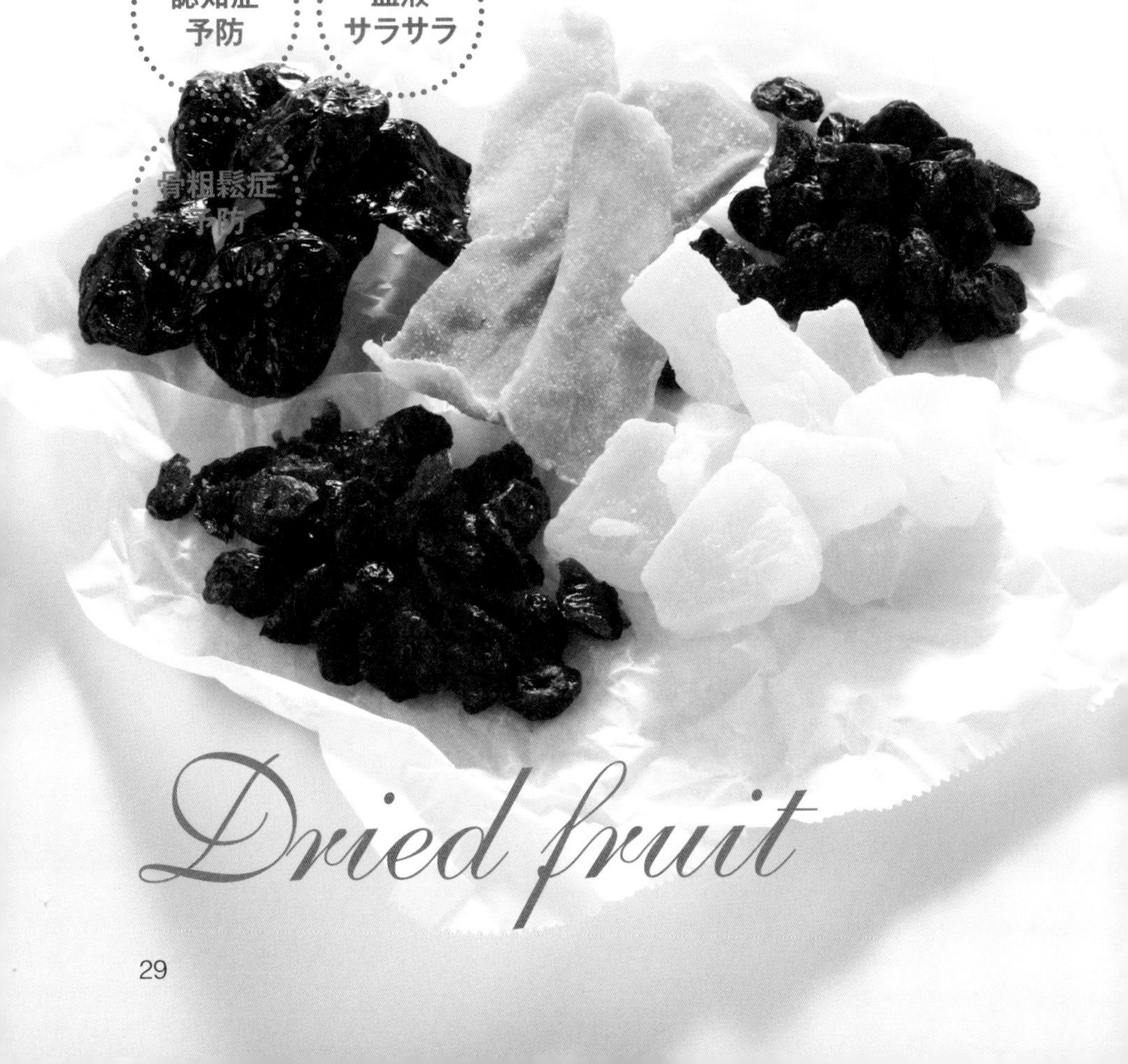

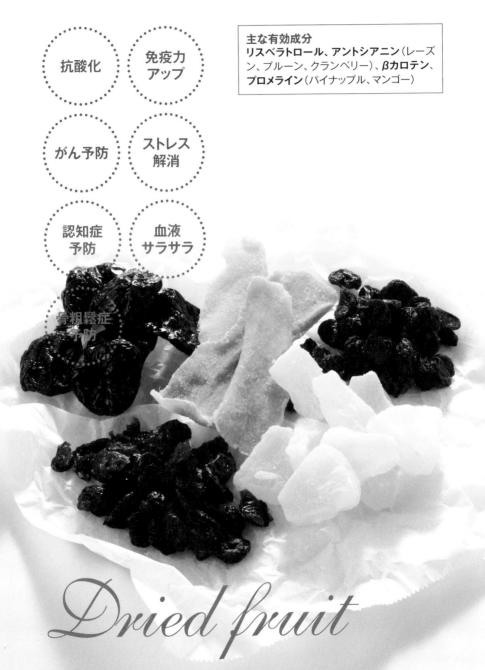

Dried fruit

Column
コラム

「うち（内・家）食」の楽しみ

家庭で食材を調理して食べる食事を「うち（内・家）食」といいます。家族が作ってくれた食事は、たとえそれが冷めたごはんでも、心も体も温まるものです。そんな「うち食」で、わたしがいつも心がけていることがあります。それは、一口ごとに箸を置くこと。

わたしは外科医生活が長かったので、いつの間にか時間をかけずに飲み込むように食べる癖がついてしまっていました。しかし「うち食」では、心も体もリラックスして食べることができるので、一口一口味わって食べたいと考えています。

一口食べる度に箸を置くと、❶素材の味がわかる、❷噛む回数が増える、❸ダイエット効果がある、と良いことずくめです。

❶口の中で食べたものを舌全体で味わうことで、素材のうま味を感じることができます。すると自然に塩分や甘味料がひかえめになります。コショウ、唐辛子などの刺激物の量も減り、胃腸に負担を掛けません。

❷噛むことで、唾液の分泌が良くなり消化吸収が活発になります。唾液には口腔内をきれいにする働きがあるため、虫歯や歯周病の予防になります。また、噛むことで筋肉を動かし熱を発生させるだけでなく、脳へも刺激が加わるので認知症の予防にもなります。

❸一口ごとに箸を置くことで、自然と食べる量が減りダイエット効果があります。さらに、ひとつひとつの食材を美味しく楽しめるようになるため、美食家への道が開けるでしょう。

第2章

万病を防ぐ
長生き朝ごはんのすごい健康効果

朝ごはんは、こんなにも重要!
朝、体にいいエネルギーを補給すれば、
万病から体を守ることができます。

ほんの少しの心がけ＝「朝ごはん」で人生はぐんと豊かになる

中国元代の医学者・忽思慧《こつしけい》が皇帝に進献した『飲膳正要《いんぜんせいよう》』は、薬膳の原典といわれる貴重な書物です。この第一巻に、食養生について次のように書かれています。

「古人曰《いわ》く、仕事へ行く人は、朝に空腹なのは良くない」

つまり、「朝ごはんを食べなさい」ということです。

長い人生、つまずいたり、転んだり、いろいろなことが起こるでしょう。事故や天災の被害のように避けられないこともありますが、**毎日の生活の質は、ちょっとした心がけで変えることができます**。

ちょっとした心がけによって毎日の生活の質が向上すると、人生は、より一層豊かなものになります。その心がけとは何でしょうか？

そう、それは朝ごはんです。

人間の一生では、加齢と共に体の働きが変わっていきます。

赤ちゃんは、6か月ごろまでに体重が倍に増えます。6か月を過ぎると体重の増加スピードは落ちますが、言葉を覚え、知能と運動能力が飛躍的に伸びます。

10代、20代と体と心の成長に伴ってホルモンバランスも変わっていき、それぞれの年齢にあわせた栄養をとっていくことで、健康な精神と肉体が作られます。

30代を過ぎると、「若いころは食べても太りづらい体質だと思っていたのに、少し食べ過ぎると体重が増加するようになった」という話はよく耳にしますが、40代、50代と年を重ねるにつれ、食生活が体調に与える影響は大きくなります。健康診断の結果や病気も意識するようになるでしょう。

そして60代、70代、80代と、食生活と健康はますます密接な関係になります。

食生活をおろそかにして、健康で長生きは決してできません。そしてその中でも、**朝ごはんは最も大切な食事です。**

朝ごはんこそが健康の源といっても過言ではないのです。

朝ごはんは最も大切な食事
朝、昼、夕の食事の役割を知ろう

朝ごはんは1日の中で最も大切な食事だといいましたが、それはなぜだかわかりますか？

1日のスタートに朝ごはんを食べると、体にエネルギーが補給されます。ガス欠の状態では、どんなに頑張ろうとしても体も心も働きません。

朝ごはんを食べるとき、咀嚼《そしゃく》運動をします。**咀嚼運動は、筋肉を動かし、脳を刺激します。唾液の分泌を促進し、口から喉の雑菌をきれいにしてくれます。**

朝ごはんを食べると、消化管が刺激されます。**胃が動き始め、腸が刺激されます。するとお腹に溜まっていた老廃物が排出され、体が軽くなります。**

朝ごはんを食べると、**体温が上がります。体温が上がると免疫力が活性化されます。**

こうして健康で丈夫な体と心が作られるのです。

朝ごはんを食べることは、私たちの体にとって非常に大切なことです。

朝、昼、夕ごはん、それぞれの食事時間の間隔を考えてみてください。

朝ごはんを7時、昼ごはんを12時、夕ごはんを18時と仮定すると、朝ごはんと昼ごはんの間は5時間、昼ごはんと夕ごはんは6時間、夕ごはんと朝ごはんは13時間になります。つまり、朝は、1日のうち一番エネルギーが減っている時間であるということです。

脳が必要とするエネルギー、ブドウ糖は肝臓に12時間分貯蔵されています。朝ごはんを食べないと、昼前にはブドウ糖が枯渇し、脳の働きが低下し、パフォーマンスも低下してしまいます。

次に、朝ごはん、昼ごはん、夕ごはんの意味の違いを考えてみましょう。

くり返しになりますが、朝ごはんは、1日の始まりにエネルギーをチャージして、活動を始めるという役割があります。朝ごはんを食べないと頭も体も働いてくれません。

しかし、朝ごはんで補給したエネルギーは、4時間以上経つと減少してきます。午後も勉強や仕事を頑張るために、足りなくなったエネルギーを昼ごはんで補給しなければなりません。

また、良い睡眠をとるためには、睡眠ホルモンのもとになる栄養をとる必要があります。それが、トリプトファンというアミノ酸です。肉、魚、大豆などに含まれるトリプトファンは、体の中で幸福ホルモンと呼ばれるセロトニンになり、さらにメラトニン（睡眠ホルモン）に変化します。

昼ごはんは、これを摂取するベストタイミングです。

夕ごはんは、1日の体の疲れと心の疲れをとる食事です。夕ごはんをリラックスして食べることは、エネルギー補給だけでなく精神的ストレスを緩和するためにも重要です。

夕ごはんには、食物繊維を多くとるといいでしょう。眠っている間に食物繊維が腸内環境を整えてくれるからです。

同じ内容の食事でも食べる時間によって摂取効率が変わる

みなさんは、「**時間栄養学**」という言葉を聞いたことがありますか。「1日24時間、どのタイミングで食事をすると体に良いか？」ということを科学する学問です。

例えば、鉄分を効率良く吸収するには、朝、昼、夕のいつとるのが一番良いか、わかりますか？　答えは、朝。そう、鉄分は朝ごはんにとると一番吸収率が良いのです。ちなみにカルシウムは、夕ごはんの時間にとることで最も吸収率が上がります。

つまり、まったく同じ内容の食事をとったとしても、栄養の吸収と代謝には、1日の中で変動があるのです。

せっかく体に良い食材をとるならば、適切なタイミングで食べたいものですよね。

本書では、朝に食べるべき食材と、その食べ方をわかりやすく説明します。

平均寿命と健康寿命の間には男性9年、女性12年以上の差がある

いくら長生きをしても、健康でなければ楽しい人生とは言えませんね。

平成22年に厚生労働省が発表した健康寿命は、男性が70・42歳、女性が73・62歳でした。同年の日本人の平均寿命は、男性が79・55歳、女性が86・30歳なので、その差は、男性が9・13年、女性が12・68年になります。

病気のために誰かに支えられながら生活する期間＝【平均寿命】－【健康寿命】と考えると、亡くなるまで男性は9年、女性は12年以上、病気と共に過ごすということ。**楽しい人生を送るためには、健康寿命を延ばす必要があるのです**。

ここで少し話が変わりますが、文部科学省が朝ごはんと学力の関係について行った調査を見てみましょう。

平成27年度全国学力・学習状況調査で、朝ごはんを食べていた小学６年生の児童の国語の正解率と、食べていない児童の正解率を比較しました。すると前者は77・６％に対して、後者は64・４％と、成績が悪かったことがわかりました。算数の正解率でも、前者は66・９％、後者は49・１％と成績に差が出てしまいました。

また、スポーツ省が行った平成27年度全国体力・運動能力、運動習慣等調査でも、朝ごはんを食べていた中学２年生の児童は目標達成率99％だったのに対し、食べていなかった児童は目標達成率89・４％でした。

これらはほんの一例にすぎません。

朝ごはんをきちんと食べるかどうかで結果に優劣の差が生まれるのは、勉強や運動だけでなく、仕事、家庭生活などすべてに当てはまるといっても過言ではありません。そしてこれは、学生にとってもサラリーマンにとっても、定年後も高齢者でも変わりありません。

朝ごはんを食べることで、人生の１日に差をつけることができます。

１日１日の差は小さいかもしれませんが、小さな差を積み重ねていくことで大きな差になり、健康で長生きにつながるわけです。

「いつもなんとなく調子が悪い」未病対策の第一歩は朝ごはん

「健康で長生き」は、朝ごはんで叶えることができます。
病気が逃げ出す心と体を朝ごはんで作りましょう。

ところで、そもそも健康とはなんでしょうか？　健康とは、どこから来るのでしょうか？
高血圧症、脂質異常症（高脂血症）、糖尿病などの生活習慣病や、なんらかの病気になる前の状態を健康といいます。西洋医学では、病気になる前の状態は「健康」ですから、治療の必要はなく、経過観察となってしまいますが、漢方医学では「**未病**」という考え方があります。

未病とは、いまだ病気になっていない状態のことです。例えば、健康診断や人間ドックでは異常がないけれど、どこか調子が悪い、いつもと違う、なんとなくだるい……。**検査では数値化できないけれど、体が不調なときは、未病対策が必要です。**

年齢的な変化や季節の変わり目で体調が変化したり、知らないうちに精神的な負担や肉体的負担によって体調が崩れてしまったりした場合にも、未病対策が必要です。

未病は、「なんとなく調子が悪い」とは感じながらも、健康診断の数値などには現れないため、自分自身では気付かないこともあります。

だからこそ未病にならないように、日々の生活の中で心がける必要があります。これを**養生**といいます。**養生は、生活一般、食事、運動、睡眠などさまざまなことについて行う必要があります。**

しかし、いきなり生活すべてを見直すことは難しいでしょう。そこで、**まずは食養生の第一歩として朝ごはんから意識してみる**ことをおすすめします。

冷え性も冷え症も朝ごはんで改善できる

寒さによって健康は侵されます。寒い時期になるとよく風邪を引く人や、シモヤケができる人もいらっしゃると思います。

でも、同じ環境にいても風邪を引く人と引かない人がいたり、同じ部屋にいるのに寒くて厚着をしている人がいる一方で、汗をかいて暑がっている人もいたりしますよね。暑さ寒さを感じる感覚は、人それぞれ異なります。

一般的な人と比べて、寒さを感じやすいことを**冷え性**といいます。冷え性は、その人のフィーリングですので他人からはわかりません。

冷え「性」と似た言葉で、冷え「症」があります。

冷え症は、冷えをきっかけとして、いくつかの症状が引き起こされます。

例Ａ（１）冷えると（２）お腹が痛くなり（３）下痢をする
例Ｂ（１）冷えると（２）肩がこって（３）頭痛がする
といった具合です。

冷え症は大きく分けて、手足の末端が冷える場合、上半身はのぼせるが下半身が冷える場合、体の芯から冷える場合、の３つに分類できます。

ひとつめの**手足の末端が冷える場合は、血液の循環が悪いことが原因**です。また、**精神的ストレス**が大きな場合にも手足の末端が冷えます。

次に**冷えてのぼせる場合は、更年期障害などホルモンバランスが悪いことが原因**です。皮下脂肪が多く筋肉が少ない場合にも起こります。

最後の**体の芯から冷える場合は、体力がなく筋力もないことが原因**です。胃腸の働きが悪く、体調が崩れている場合にも起こります。

冷え性も冷え症も、朝ごはんによって改善できます。

朝は、１日のうちの最も体温が低い時間です。その時間帯にエネルギーを体にとり入れることで、効率良く体温を上げることができるからです。

体温を上げて万病を防ぐ！体温のもとになる朝ごはん

体温は健康のバロメーターです。**理想的な体温は、36・5±1℃、つまり35・5～37・5℃**とされています。

朝の体温を上げる簡単な実験をしました。白湯（水を温めたもの）、ホットコーヒー、具のあるスープを飲んでもらい、その後の体温の変化をサーモグラフィーで観察しました。すると、どの飲み物でもすぐに手足が温かくなり体温が上昇しました。

しかし**30分経過すると、白湯とコーヒーでは徐々に温度が下がってきます**。一方で**具のあるスープは、約4時間、手足だけでなく体の芯から温めてくれる**ことがわかりました。

つまり、しっかり朝ごはんを食べることで、体温を長時間上げてくれるわけです。

人が活動するためには、体温が必要です。

厳寒の中、凍死するのは体温が下がるためです。体温が下がると臓器の働きが低下します。脳の機能が低下すれば、思考能力が低下し、精神的に不安定になり、眠気が襲ってきます。心臓の機能が低下すれば、血圧が下がり、脈拍が遅くなり、死にいたります。

日常生活において、体温低下が原因で死に陥るような状況は滅多にないでしょうが、体温が低いと体のさまざまな機能が十分に働かないのは確かです。

体温が高いと体の機能が十分に働き、免疫力もアップして病気を寄せ付けません。

体温を作るためには、エネルギーが必要です。人は、食べ物からエネルギーを作っていますので、食事をとることが体温を上げることになります。口から食物を体に入れると、あるものは腸粘膜から吸収されてすぐにエネルギーとなり、あるものは肝臓へ運ばれて分解された後にエネルギーとなります。

また、朝は脳も体も目覚めるとき。まだすべての臓器が十分に働いていません。

エネルギーを体中に行き渡らせ、臓器を目覚めさせるためにも、朝ごはんをとることが重要なのですね。

必要なものを過不足なくバランス良く食生活の基本をおさらいしよう

昭和から平成、令和と時代が移り、技術の進歩による食材の変化や保存方法の進歩で冷凍食品・乾燥食品の数も増え、食事に対する考え方や生活の中の食事の位置づけも変わってきました。

日本では24時間365日、いつでもどこでも簡単に良い食材が手に入る環境があります。わたしたちの食生活は、非常に恵まれているといえましょう。

しかし、なんでも手に入るため、逆に何を食べていいのかわからなくなってしまうこともあります。

ここで一度、食生活の基本をおさらいしましょう。食事の基本は、次の3つです。

（1）1日3食、朝、昼、夕としっかり食べること

（2）三大栄養素である、タンパク質、脂質、炭水化物をバランス良くとること

（3）1日に必要なエネルギーを過不足なく食べること

（1）については、34～36ページでお伝えした通りです。朝ごはん、昼ごはん、夕ごはんにはそれぞれ大切な役割があります。

（2）の三大栄養素は、1日の中で次の割合でとることが理想的なバランスです。

タンパク質20～30%：脂質30%：炭水化物40～50%

タンパク質は、牛肉、豚肉、鶏肉に加え、大豆、大豆から作られる豆腐や納豆など、魚、貝、甲殻類（エビ、カニなど）などに豊富に含まれています。タンパク質は、分解されるとアミノ酸になります。

脂質とは、簡単にいえば油のこと。常温で固まっていない液体のものと、常温で固まる固形のものに分けられます。液体のものは、主に不飽和脂肪酸で体に良い油といわれています。

炭水化物は、米やパン、イモ類、砂糖などに含まれます。炭水化物は分解されると糖質になります。ちなみに近年話題の糖質制限は、決して炭水化物をとってはいけないということではありません。1日に必要なエネルギーのうち50％を超えないように制限するという意味です。

（3）の1日に必要なエネルギーは、次の計算式で求めることができます。

体重（kg）×30＝1日に必要なエネルギー（kcal）

（例：体重60kgの場合……60kg×30＝1800kcal）

ただし、一度の食事で1000kcalを、残りの2食で800kcalを摂取するというバランスでは体に良くないことは明らかですね。厚生労働省は、次のバランスでとるのが良いとしています。

1日に必要なエネルギー100％＝朝30％：昼30％：夕40％

（例：1800kcalの場合……朝540kcal：昼540kcal：夕720kcal）

毎回厳密に計算するのは大変かもしれませんが、少し意識を持つだけでも良い方向に変わってくるでしょう。

食生活の基本に＋αのポイント4つとフィトケミカル

前項の内容が食生活の基本の三大原則ですが、もう少しポイントを加えるならば、（1）**必須アミノ酸**、（2）**必須脂肪酸**、（3）**ビタミンなどの微量元素**、（4）**食物繊維**の摂取を心がけると良いでしょう。

（1）必須アミノ酸と（2）必須脂肪酸は、人間の体で作ることができない栄養素です。そのため、食事でとる必要があります。

（3）ビタミンなどの微量元素は、ほとんどの食品に含まれています。種類によって働きは異なりますが、**三大栄養素の代謝を助ける役割**などを担っています。

（4）食物繊維は、植物に含まれる成分で、1日約20g摂取すると良いでしょう。

７つの長生き食材（トマト、ブロッコリー、きのこ、大豆、高野豆腐、ヨーグルト、ドライフルーツ）を組み合わせることで、基本の三大原則とプラスαのポイントを押さえたバランスの良い朝ごはんが出来上がります。

フィトケミカル（ファイトケミカル）の活用もおすすめします。

人の体に良い働きをする植物由来の化合物をフィトケミカルといいます。フィトケミカルには、カロテノイド類、ポリフェノール類、硫黄化合物、カテキン類などがあります。

１９９０年代に米国国立がん研究所が「どんな食品ががんを抑える効果があるか」という疫学調査をするデザイナーフーズ計画を行いました。デザイナーフーズ計画の目的は、食品にフィトケミカルを加え、がん予防に役立つ食品を生み出すことでした。

長生き食材のトマト、ブロッコリー、大豆、ドライフルーツもフィトケミカルを含んでいます。食物繊維を含む植物にはフィトケミカルが含まれていますし、植物を発酵させた植物性発酵食品にもフィトケミカルは含まれています。

長生き食材に含まれる栄養素

	必須アミノ酸	必須脂肪酸	ビタミンなどの微量元素	食物繊維
トマト	○	○	◎	○
ブロッコリー	○	○	◎	○
きのこ	○	○	◎	◎
大豆	◎	◎	◎	◎
高野豆腐	◎	◎	○	◎
ヨーグルト	◎	◎	○	×
ドライフルーツ	○	○	○	○

※◎…非常に豊富に含まれる　○…豊富に含まれる　×…含まれない

それでは結局、健康のために何を食べれば良いのか？

ここまで、いかに朝ごはんを食べることが大切かということ、そして食生活の基本をお話ししてきました。

では、具体的に何を、どのように食べると良いのでしょうか？

わたしのクリニックで診察の際に、「健康のために何を食べれば良いのでしょうか」と、よく質問されます。そんなとき、わたしは「おじいちゃんやおばあちゃんが言っていたことを思い出して食べてみましょう」とお話しします。

インターネットが世界中に張り巡らされ、さまざまな健康情報であふれる生活になったのは、本当にごく最近のことです。それ以前は、先祖代々の言い伝えやそれぞれの地域での生活の知恵を生かした健康法を行っていました。

それはすなわち、**何世代にもわたって実験をくり返した結果が残ってきた**と考えて良いと思います。

科学の進歩によって、いろいろなことが解明されてきました。

それは、うなぎと梅干しの食べあわせが悪い理由よりも科学的です。うなぎと梅干しの食べ合わせが悪いと言われる理由は、保存方法が確立されていなかった時代、油の多い魚は傷みが早く食中毒の原因になりやすかったこと。そして未熟な梅干しは青酸を含んでいることが理由です。

よく、にんじんはがんに良い食材だと言われます。がんを予防する効果があるβカロテンを豊富に含んでいるためです。また、にんじんに含まれる食物繊維は、大腸がんの危険性を減らしてくれることもわかっています。

しかし、良い面ばかりではありません。実は、βカロテンは喫煙者の肺がんを増やしてしまうことが明らかになっているのです。

にんじんの話に限らず、**たとえ体に良い食材であっても、そればかりをずっと食べ**

続けることは、栄養の偏りを引き起こしたり、食材に含まれる微量の有害物質を体に蓄積させたりするおそれがあります。

そこで本書では、**朝ごはんに食べていただきたい食材を７つピックアップしたうえで、さらにそれらをバランス良く摂取できるメニューを考えました。**

２週間分の献立と、作りおきメニューをご紹介しています。そのまま献立をまねしても良いですし、作りおきを組み合わせて活用しても良いですね。

次のページから、冒頭で紹介した７大長生き食材ひとつひとつの食べ方や調理のポイントをお伝えします。各々のライフスタイルにあわせて、ぜひ自由にアレンジしてとり入れてみてください。

さらに、同じ食材でも季節によって産地を変えてみたり、製造会社を変えたりするように心がけるとなお良いでしょう。

7大長生き食材のパワーを最大限に引き出す食べ方のコツ

❶トマトのリコピンは、加熱調理で吸収率アップ

サラダの彩りに活躍するトマトですが、実はそのまま生で食べるよりも、加熱して食べるほうが効率的に有効成分を摂取できます。

特にリコピンは油に溶けやすい性質があるため、油を使った料理におすすめです。**油と一緒にトマトをとると、リコピンの吸収率が2倍以上になります。**

リコピンは熱にも強く、**たまねぎやにんにくなどのジアリルジスルフィド**（鼻にツンとくる成分）**を含む食材と一緒に調理することでも吸収率が上がります。**ただし、食物繊維と一緒にとると吸収率が下がってしまいますので注意が必要です。

また、トマト缶やトマトジュース、ケチャップなどの加工食品も、生のトマトより効率良くリコピンをとることができます。

❷ブロッコリーのグルコシノテートは細胞を壊すと活性化

ブロッコリーに含まれるビタミンCは、細かく切った後に水洗いをするとビタミンCが溶け出してしまうので注意が必要です。一方、**熱には強いので、加熱調理に向いています。**

また、解毒酵素や抗酸化酵素を活性化させるグルコシノテートを、ブロッコリーや18ページで紹介した他のアブラナ科の植物から効率良くとるためには、**細かくみじん切りにしたり、すりおろしたりするといいでしょう。**細かく切って**細胞を壊すことでミロシナーゼという酵素と反応し、グルコシノテートを活性化させることができるか**らです。

グルコシノテートは、**マヨネーズと一緒にとる**ことでも効率良く吸収することができることも明らかになっています。グルコシノテートもビタミンCと同様、熱に強く、温かいスープや温野菜にしたほうが数倍〜数十倍、効果的です。

❸きのこは、さまざまな食材との相性の良さが強み

きのこに含まれるβグルカンは、ウイルスに対する免疫力アップや、がんを予防するパワーを持っています。きのこは、**肉、魚、大豆と組み合わせたり、酢を加えたりする**ことでβグルカンを効率良く吸収することができます。

また、**乾物のきのこ**に含まれるエルゴステロールという成分は、紫外線に30分〜1時間当てるとビタミンＤに変わり、骨粗鬆症予防になります。**調理する前に日光に当てる**ことをおすすめします。

さらに、食物繊維を豊富に含み、腸をきれいにする働きがありますが、しいたけ、えのきだけ、なめこなど数種類のきのこは、季節を問わず簡単に手に入るのもうれしいポイントです。**数種類を組み合わせることで、1日に必要な食物繊維を補うことができます**。

うま味成分のグアニル酸が含まれていることも忘れてはいけないきのこの特徴です。昆布のグルタミン酸、かつお節のイノシン酸と合わせて三大うま味成分のひとつ。きのこに少ないビタミンＡ・Ｃなどを補給するために緑黄色野菜と組み合わせると、美味しく栄養バランス抜群の料理が出来上がります。

❹女性にうれしい効能がいっぱいの大豆イソフラボン

大豆イソフラボンが含まれる大豆は、22ページでも述べた通り、若さを保つ長生き食材です。更年期障害の症状を緩和し、がんや骨粗鬆症、脳梗塞の予防に効果が期待されます。

大豆の最もシンプルな食べ方は、やはり水煮でしょう。**水煮を作るときは、食塩水に重曹を加えるのがポイント**です。

大豆のタンパク質は、普通の水よりも食塩水や薄い重曹水に溶けやすいため、ふっくらとやわらかく仕上がります。

なお、**大豆イソフラボンの摂取量は1日約70gまでを目安**にするのが良いでしょう。大

大豆と大豆加工食品の大豆イソフラボン含有量

食品名	平均含有量(mg/100g)
大豆(乾燥)	140.4
大豆(ゆで)	72.1
きな粉	266.2
豆腐	20.3
おから	10.5
納豆	73.5
味噌	49.7
醤油	0.9
豆乳	24.8

厚生科学研究(生活安全総合研究事業)食品中の植物エストロゲンに関する調査研究(1998)

豆は大変優秀な健康食材ですが、大豆イソフラボンやケルセチンは、過剰に摂取するとトポイソメラーゼ阻害作用により遺伝子異常を起こす危険性があるためです。

❺注目の栄養素レジスタントプロテインを、高野豆腐で手軽に摂取

昔の高野豆腐は、保存性を高めるためにアンモニアを使っていたので、食べるときは湯通しする必要がありました。しかし、**最近の高野豆腐は湯通しする必要がないものがほとんど**。忙しい朝ごはんの時間にも、手軽にとり入れることができるでしょう。

豆腐の大豆タンパク質を加熱した後、冷却することでレジスタントプロテインに変化することは24ページで説明しましたが、**レジスタントプロテインは、くり返し再加熱をしてもなくなることはありません**。

つまり、**作りおきしても栄養素は変わらないということです**。

ちなみに、レジスタントプロテインと同じ効能があるレジスタントスターチは、イモ類の炭水化物を加熱した後、冷却することで生まれます。ジャガイモをゆでた後、冷やして食べるポテトサラダは、レジスタントスターチを摂取するためにうってつけの一品です。

❻そのまま食べるだけはもったいない。ヨーグルトを料理にも活用

朝の定番、ヨーグルトは冷たい状態で食べるシーンが多いでしょう。

しかし、実は**ヨーグルトは、加熱しても腸内細菌への作用は変わりません**。食卓に変化をつけたいときは、インド料理のように肉類をヨーグルトで味付けしたり、ロシア料理のボルシチにヨーグルトをトッピングしたりするのも面白いですよ。

特に、糖分を気にしている方は、無糖のヨーグルトはそのままでは食べづらいと思いますので、ぜひ料理にとり入れてみてください。温かい料理にすれば、体を冷やさないという面からもおすすめします。

発酵食品は、**２種類以上の食品を組み合わせることで腸内細菌への作用が増す**ことがわかっています。ヨーグルトでも製造会社が違うものを組み合わせると健康効果がアップします。

また、お米を発酵させた飲み物である甘酒と組み合わせた**甘酒ヨーグルト**もおすすめです。作り方はとても簡単で、同量のヨーグルト（無糖）と甘酒を混ぜ合わせるだけです。

❼ドライフルーツは果実の栄養が凝縮されている

ドライフルーツの栄養素は、当然ながら生のフルーツがもともと持っている栄養素に由来します。また、乾燥の度合いで含まれる成分濃度が変わります。

ドライフルーツに含まれる主な有効成分は、ポリフェノールとカロテノイドです。ポリフェノールは水溶性です。**カロテノイドは脂溶性ですので、油やアルコールと一緒にとることで吸収率が高まります**。

利尿作用があるカリウムも含まれており、むくみを取ってくれる効果がありますが、気をつけたいのは糖質。健康に良いからといって過剰に摂取すると、肝臓で中性脂肪に変わるため肥満の原因になってしまいます。

ドライフルーツの摂取量は1日50g以内に留めましょう。料理やヨーグルトにトッピングしたり、小皿程度の量を間食に食べたりする分には問題ありませんので、ご安心ください。

ちなみにドライフルーツというとレーズンやプルーンを想像する人が多いかもしれませんが、**干し柿や干し芋も日本伝統のドライフルーツ**ですよ。

Column
コラム

「そと（外）食」の楽しみ

「そと（外）食」でわたしが心がけていることは、できるだけ決まった店に通うことです。わたしが幼稚園のころ、毎日のように祖父が馴染みの店に食事に連れていってくれたのを覚えています。いろいろな食べ物を幼いわたしに食べさせることで、「そと食」の良さを伝えたかったのでしょう。

「そと食」ばかりは健康に良くない、と悪者にされがちですが、馴染みの店を持つことには、良い面がたくさんあります。❶家で食べるときのようにリラックスできる、❷体調管理ができる、❸社会との接点ができる、の3つです。

❶緊張しているときは、交感神経が優位で胃腸の働きが悪くなります。味がわからなくなり、食事が喉を通らなくなりますが、馴染みの店では、まるで家にいるかのように安心して食事を楽しむことができます。

❷いつもの味付けで料理された食事の味が、自分の体調を教えてくれます。同じ料理でも、日によって薄味に感じたり量が少なく思えたりします。それは料理が変わったのではなく、自分の体調の変化によって口に入れたときの感覚が変わるのです。いつもと違うな、と思ったら、体の声に耳を傾けてみてください。

❸食事の楽しみは、空腹を満たすだけでなく、食事の時間を楽しむことです。食事は、目の前の一品に込められた想いを一緒に栄養にします。食事にたずさわる人たちとの関わりから、社会との接点が生まれます。

第3章

▼

10分で完成!
まねするだけの
2週間献立

7大長生き食材を使った朝ごはんレシピをご紹介!
忙しい朝、たった10分で調理可能!
バリエーションも豊富で、朝ごはんが楽しくなります。

●計量単位は大さじ1＝15ml、小さじ1＝5ml、1カップ＝200mlです。
●卵はMサイズを使用しています。
●麺つゆは3倍濃縮のものを使用しています。
●電子レンジは600Wのものを使用しています。500Wの場合はレシピに記載時間の1.2倍を目安に加熱してください。電子レンジやオーブントースターの加熱時間は、メーカーや機種によって異なりますので、様子を見ながら加減してください。
●液体を電子レンジで加熱する際、突然沸騰する可能性があります（突沸現象）ので、温めすぎないように注意しましょう。誤って温めすぎてしまった場合は、突沸を避けるため、加熱が終了しても容器をすぐに取り出さず、扉を開けないで1～2分冷ましてから取り出すようにしてください。

がん予防
コレステロール値を下げる
腸内環境を整える
血液サラサラ

1日目（月曜日）

高野豆腐、大豆、卵などのタンパク質を構成している必須アミノ酸のひとつトリプトファンは、体内で幸せホルモンと呼ばれるセロトニンに変化し、精神を安定させストレスを軽減します。

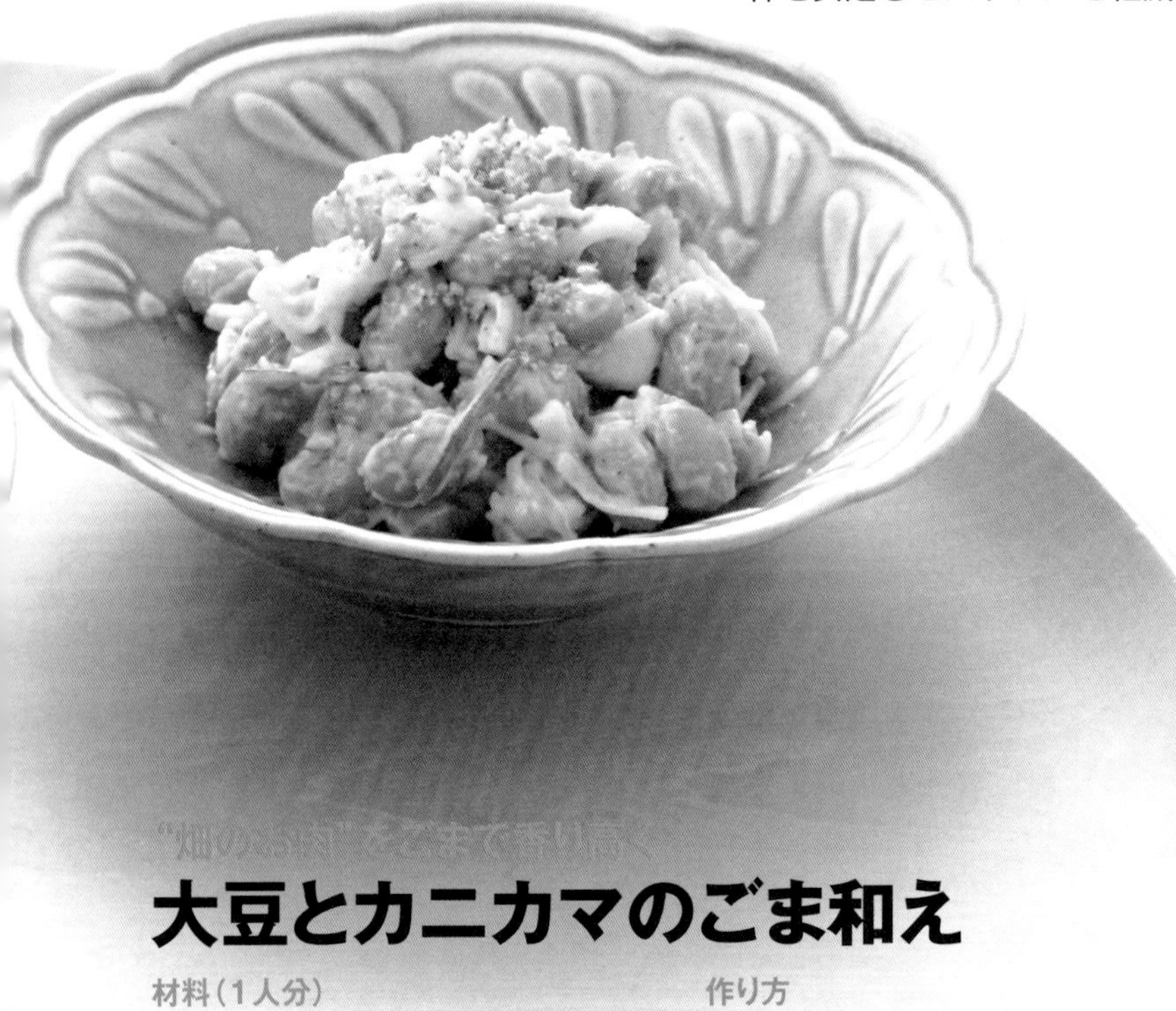

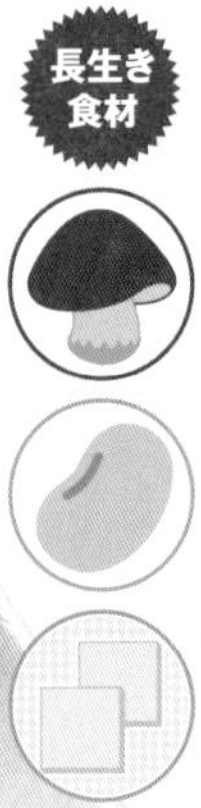

“畑のお肉”をごまで香り高く

大豆とカニカマのごま和え

材料（1人分）

大豆（ドライパック）.................40g
カニ風味かまぼこ.....................1本
A ┌ マヨネーズ.................. 大さじ1
A └ 白すりごま.................. 小さじ1

作り方

大豆とほぐしたカニカマ、Aを加えて和える。

週のスタートはタンパク質たっぷりの丼で

高野豆腐とツナの卵とじ丼

材料（1人分）

高野豆腐（薄切りタイプ）		10g
えのきだけ		30g
小松菜		15g
ツナ缶		1/2缶
卵		1個
A	だし汁	150ml
A	醤油	小さじ1
A	みりん	小さじ1
ごはん		1杯（約150g）

作り方

1 高野豆腐は、2分ほど水につけて戻し、絞る。

2 えのき、小松菜は、それぞれ根元を切り落とし、2センチの長さに切る。

3 鍋にAを合わせ、高野豆腐、えのき、小松菜を入れて煮る。

4 ツナを加え、溶き卵を流し入れる。フタをして約1分、好みの固さまで火を通し、ごはんの上に盛る。

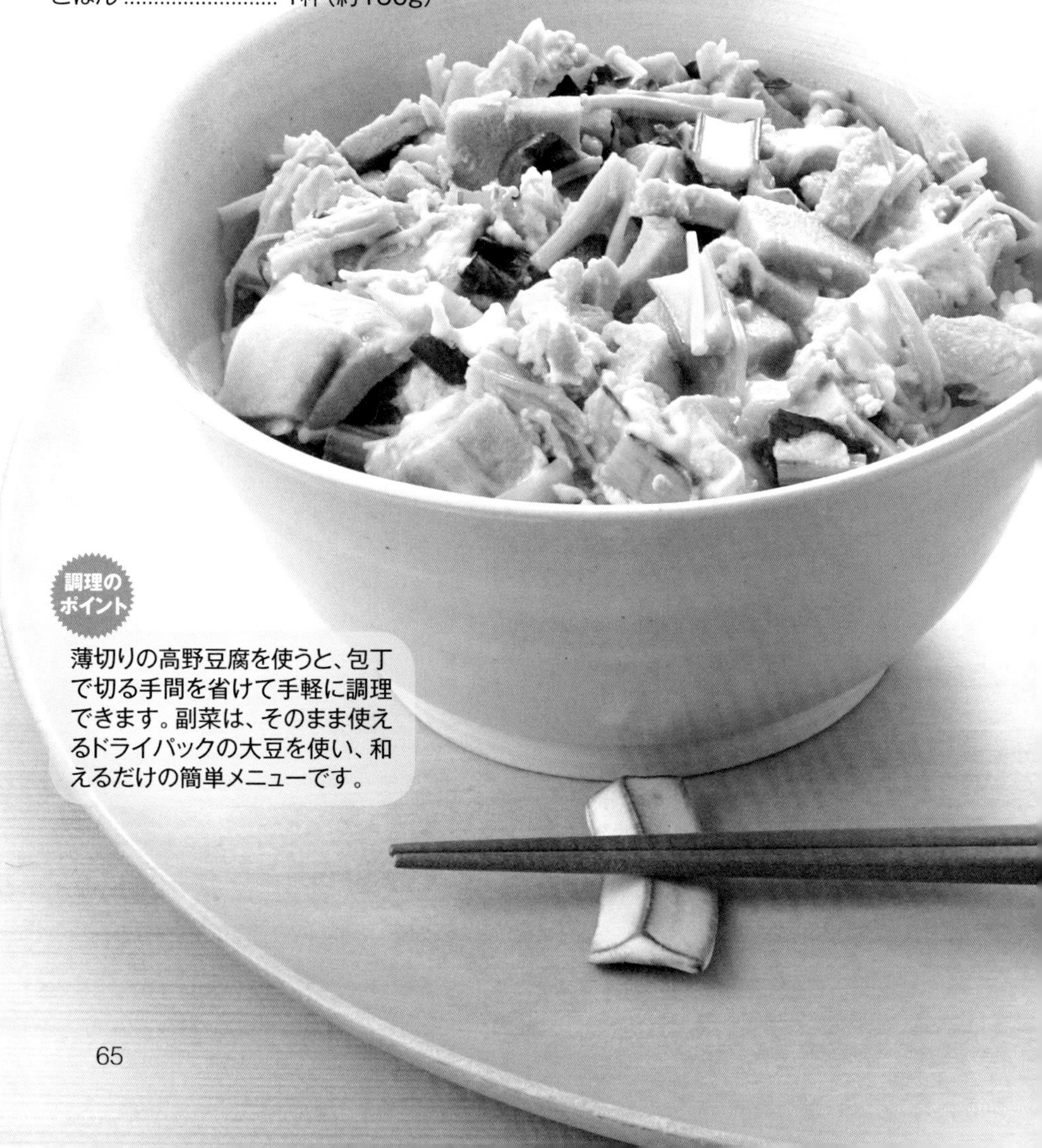

調理のポイント

薄切りの高野豆腐を使うと、包丁で切る手間を省けて手軽に調理できます。副菜は、そのまま使えるドライパックの大豆を使い、和えるだけの簡単メニューです。

抗酸化　がん予防　白内障予防　美肌効果

2日目（火曜日）

トマトに多く含まれるリコピンは抗酸化作用が強く、がんや生活習慣病の予防に役立ちます。トマトジュースは生のトマトよりも効率良くリコピンを摂取できるので、上手に料理にとり入れてみましょう。

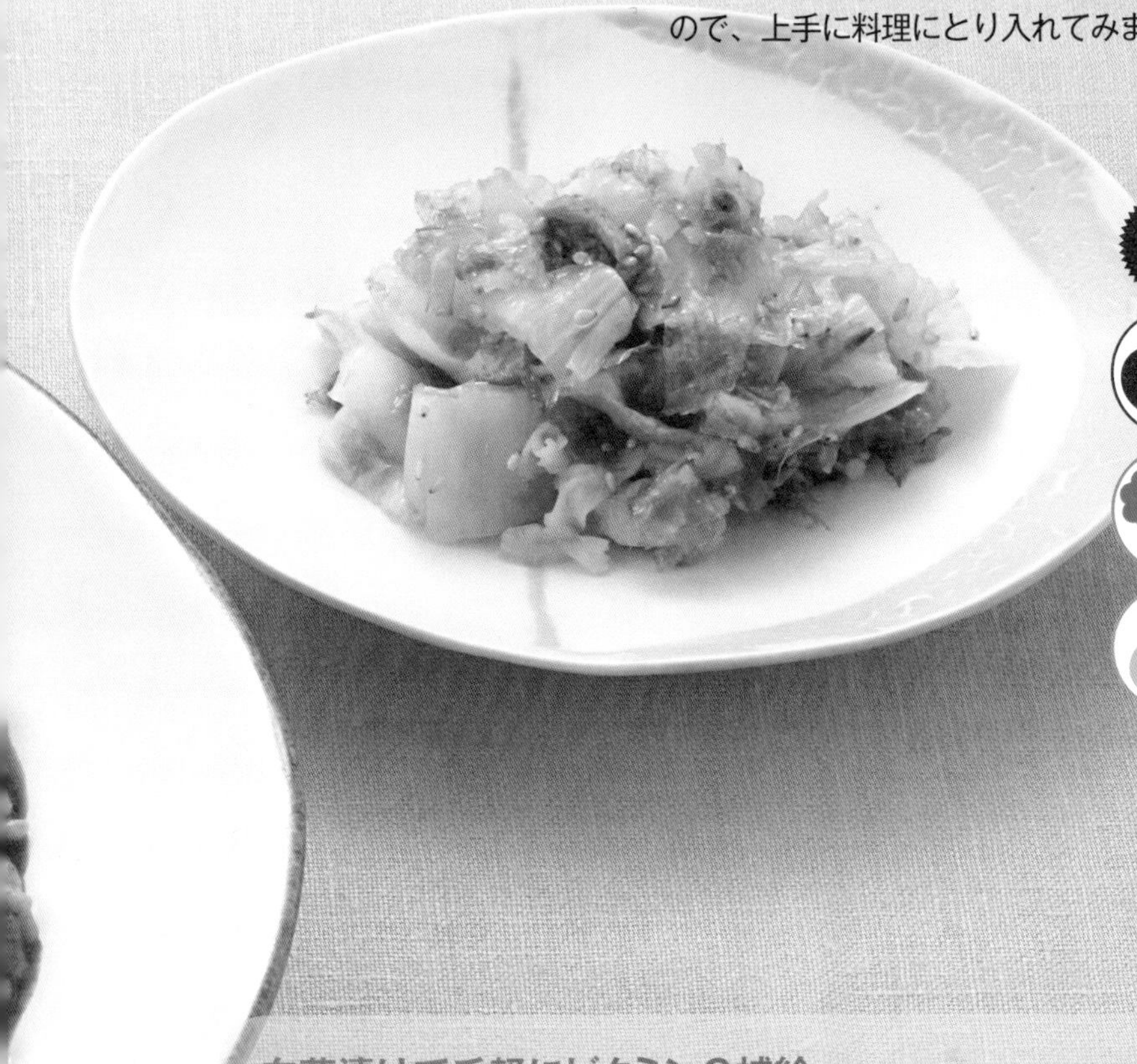

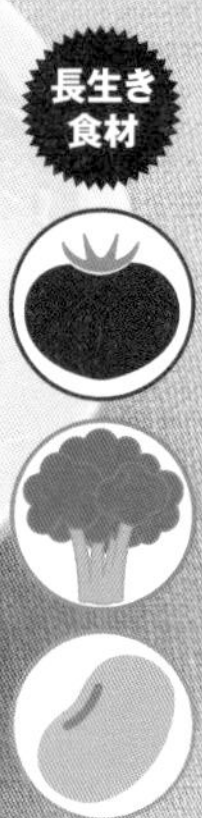

白菜漬けで手軽にビタミンC補給

白菜のおかか和え

材料（1人分）

白菜漬け................................40g
かつお節.............. 1/2パック（1g）
白いりごま...................... 小さじ1/2
エクストラバージンオリーブオイル... 小さじ1

作り方

1　白菜漬けは1センチ幅に切る。
2　かつお節、白ごま、オリーブオイルを加えて和える。

3種の長生き食材を1皿で!　食べ応えも十分

トマトリゾット 塩ヨーグルト添え

材料（1人分）

ブロッコリー 30g
ごはん .... 1杯（約150g）
トマトジュース（無塩）...............1カップ
あさり水煮缶.......... 1/2缶（汁ごと使用）
大豆（ドライパック） 30g
塩・コショウ................................... 各少々
ヨーグルト（無糖・固めのもの）... 大さじ2
塩..ひとつまみ
粗挽き黒コショウ ....少々
エクストラバージンオリーブオイル... 小さじ1

作り方

1　ブロッコリーは小指の先くらいの大きさに切り分ける。
2　鍋にごはんを入れ、トマトジュースを加えてほぐす。ブロッコリー、あさりの水煮（汁ごと）、大豆を加えて煮る。
3　ブロッコリーに火が通ったら、塩・コショウで味をととのえ、器に盛る。
4　ヨーグルトに塩を加えて混ぜ、リゾットにのせる。粗挽き黒コショウ、オリーブオイルをかける。

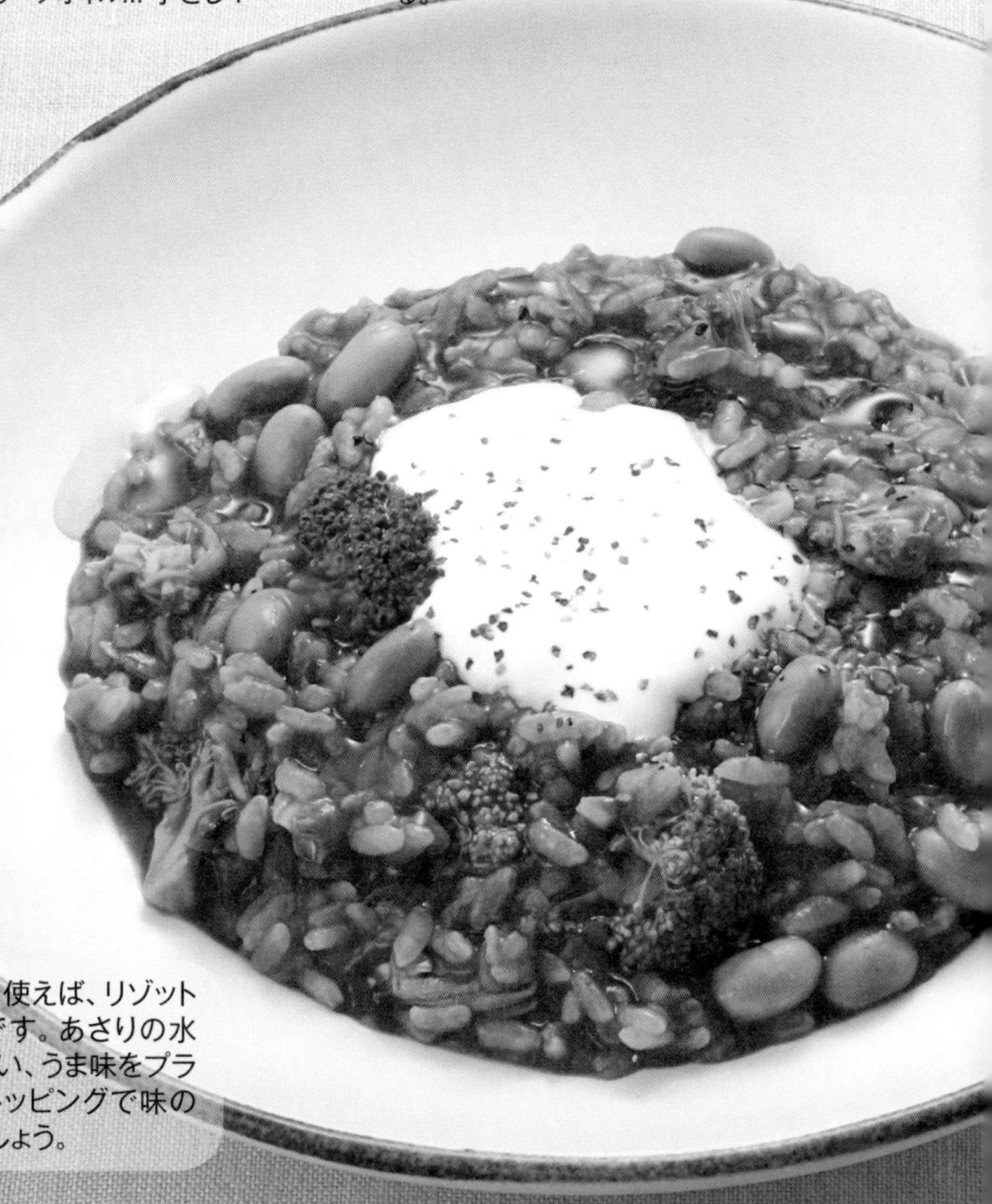

調理のポイント

トマトジュースを使えば、リゾットの調理も簡単です。あさりの水煮缶を汁ごと使い、うま味をプラス。ヨーグルトトッピングで味の変化も楽しみましょう。

がん予防

血圧を下げる

骨粗鬆症予防

血糖値を下げる

3日目（水曜日）

ブロッコリーをはじめとするアブラナ科の野菜（キャベツ、白菜、小松菜など）には、ビタミンCが豊富に含まれています。ビタミンCには、コラーゲン生成を促す作用があるので、病気やストレスへの抵抗力を強めるほか、美肌効果も期待できます。

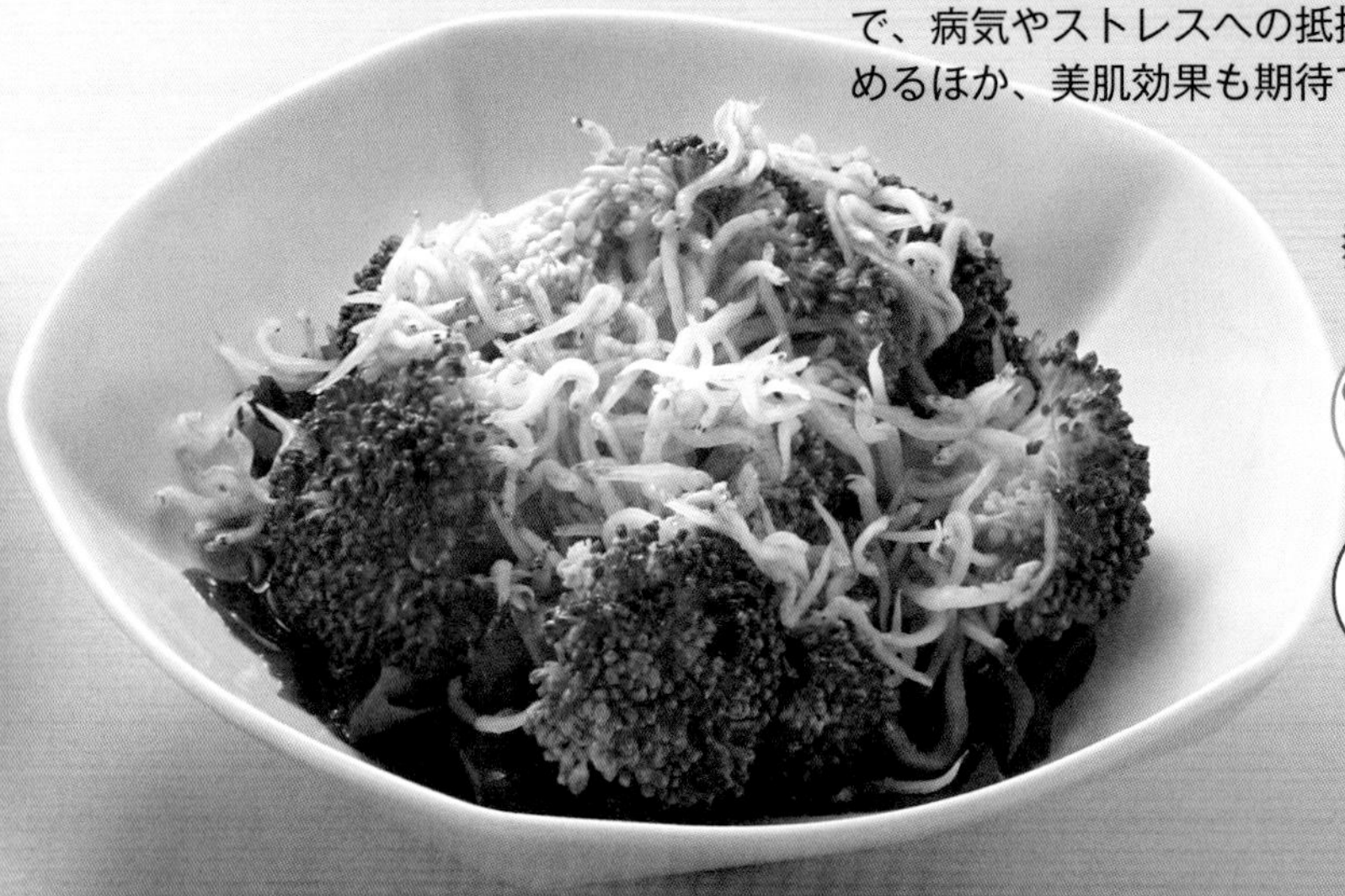

長生き食材

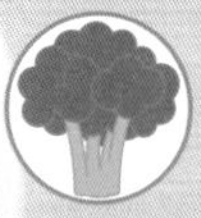

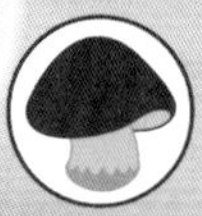

食物繊維・タンパク質たっぷりのヘルシーサラダ

ブロッコリーとしらすのサラダ

材料（1人分）

ブロッコリー……60g
カットわかめ……ひとつまみ
しらす……5g
ポン酢……大さじ1
エクストラバージンオリーブオイル…小さじ1

作り方

1 カットわかめは5分ほど水につけて戻し、絞る。
2 ブロッコリーは小房に分け、耐熱皿にのせて水少々（分量外）をふり、ラップをかける。電子レンジ600Wで約1分加熱する。
3 わかめを器に盛り、ブロッコリー、しらすをのせ、ポン酢、オリーブオイルをかける。

ふわふわの卵料理に食物繊維をたっぷり加えて

しいたけと塩昆布のスクランブルエッグ

材料（1人分）

しいたけ……………………………中1枚
ベビーチーズ…………………1個（15g）
塩昆布……………………ひとつまみ（2g）
サラダ油…………………………大さじ1
卵…………………………………………1個
A［麺つゆ（3倍濃縮）…………小さじ1
　 水…………………………………大さじ1

作り方

1　しいたけとチーズは、手で小さくちぎる。
2　溶きほぐした卵に、A、チーズ、ハサミで食べやすい長さに切った塩昆布を加えて混ぜる。
3　フライパンにサラダ油小さじ1を熱し、しいたけをさっと炒める。
4　残りのサラダ油を足して、2を流し入れ、スクランブルエッグにする。

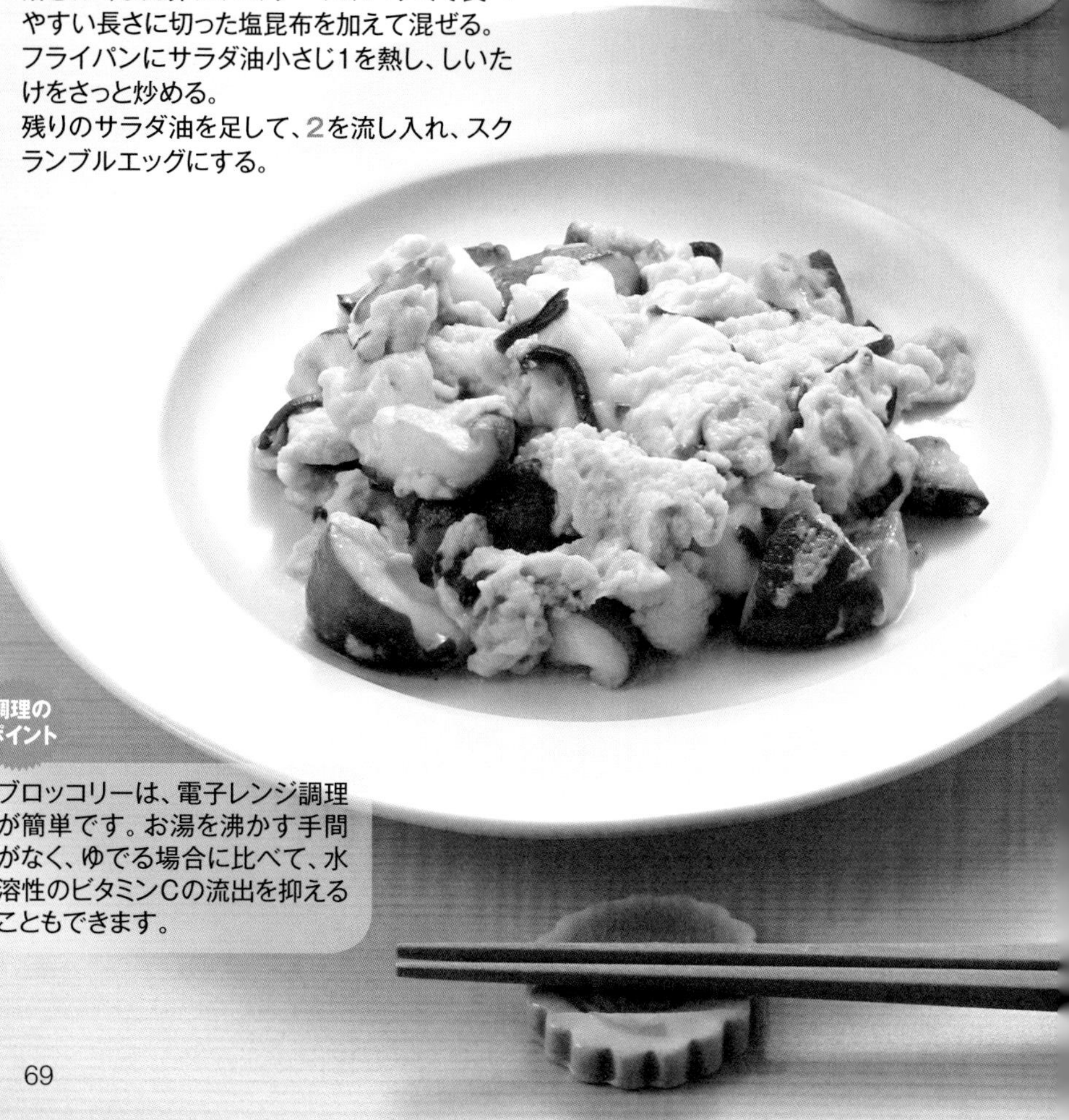

調理のポイント

ブロッコリーは、電子レンジ調理が簡単です。お湯を沸かす手間がなく、ゆでる場合に比べて、水溶性のビタミンCの流出を抑えることもできます。

血液サラサラ　骨粗鬆症予防　コレステロール値を下げる　血糖値を下げる

4日目（木曜日）

大豆からは良質なタンパク質を摂取できます。また不飽和脂肪酸を豊富に含むので動脈硬化や血栓の予防効果も。そのまま使えるドライパックの大豆をサラダやスープに使って、食卓への出番を増やしてみてください。

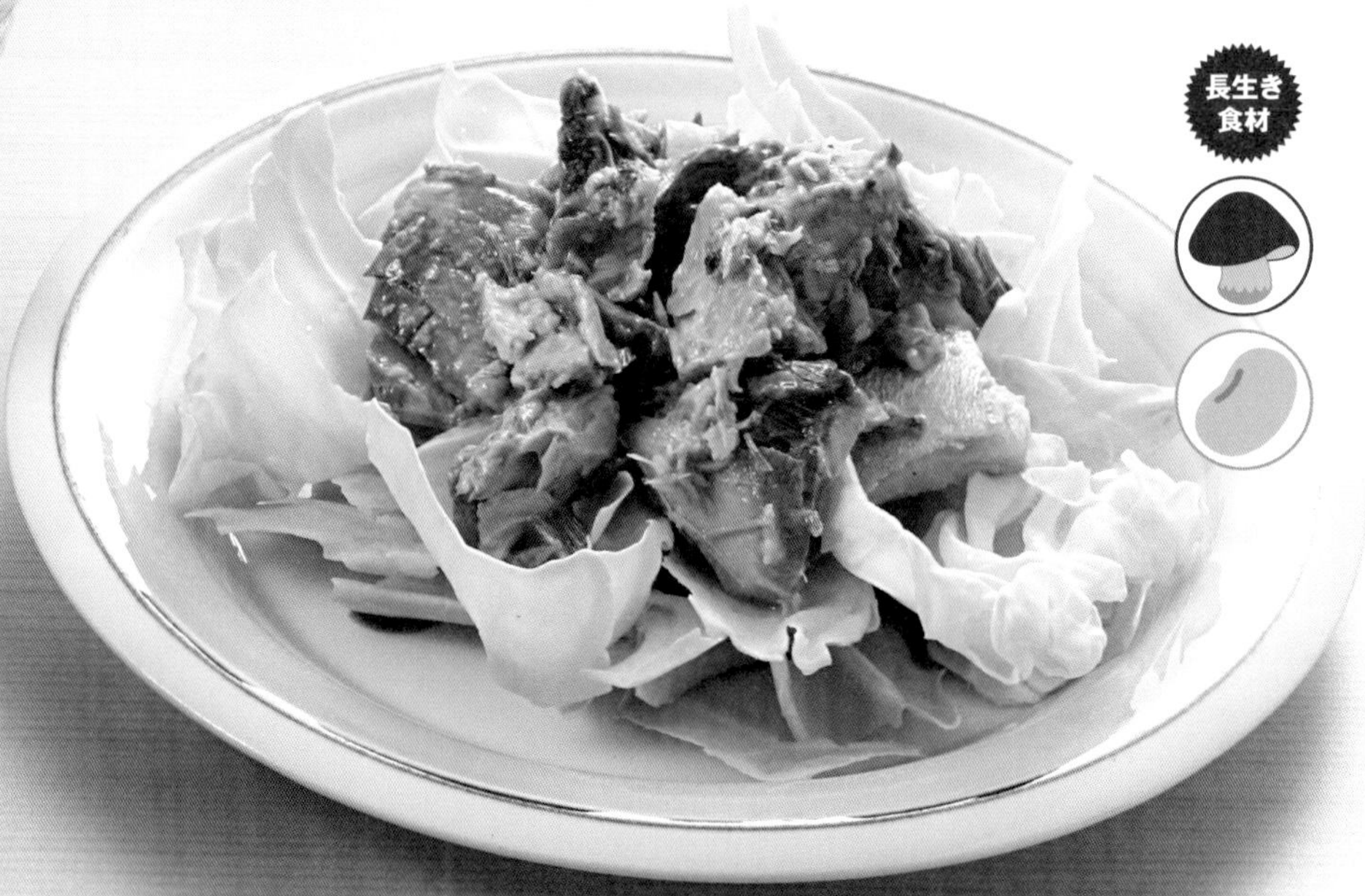

DHAやEPA豊富なサバ缶を活用

キャベツとサバ缶のサラダ

材料（1人分）

キャベツ……………………………30g
サバ水煮缶…………………………50g
レモン汁……………………… 小さじ1
醤油……………………………………少々

作り方

キャベツは小さくちぎり、器に盛る。サバの水煮を崩しのせ、レモン汁、醤油をかける。

もずくのフコキサンチンで肥満防止

もずくのスープ

材料（1人分）

えのきだけ……30g
にら……1本（10g）
大豆（ドライパック）……30g
サラダチキン（カット済みのもの）..20g
だし汁……1カップ
もずく酢……1パック（80g）
醤油……少々

作り方

1 えのきは根元を落とし半分に切り、にらは3センチの長さに切る。
2 鍋にだし汁、もずく酢（汁ごと）、えのき、にら、大豆を入れ火にかける。煮立ったら、サラダチキンを加え、醤油で味をととのえる。

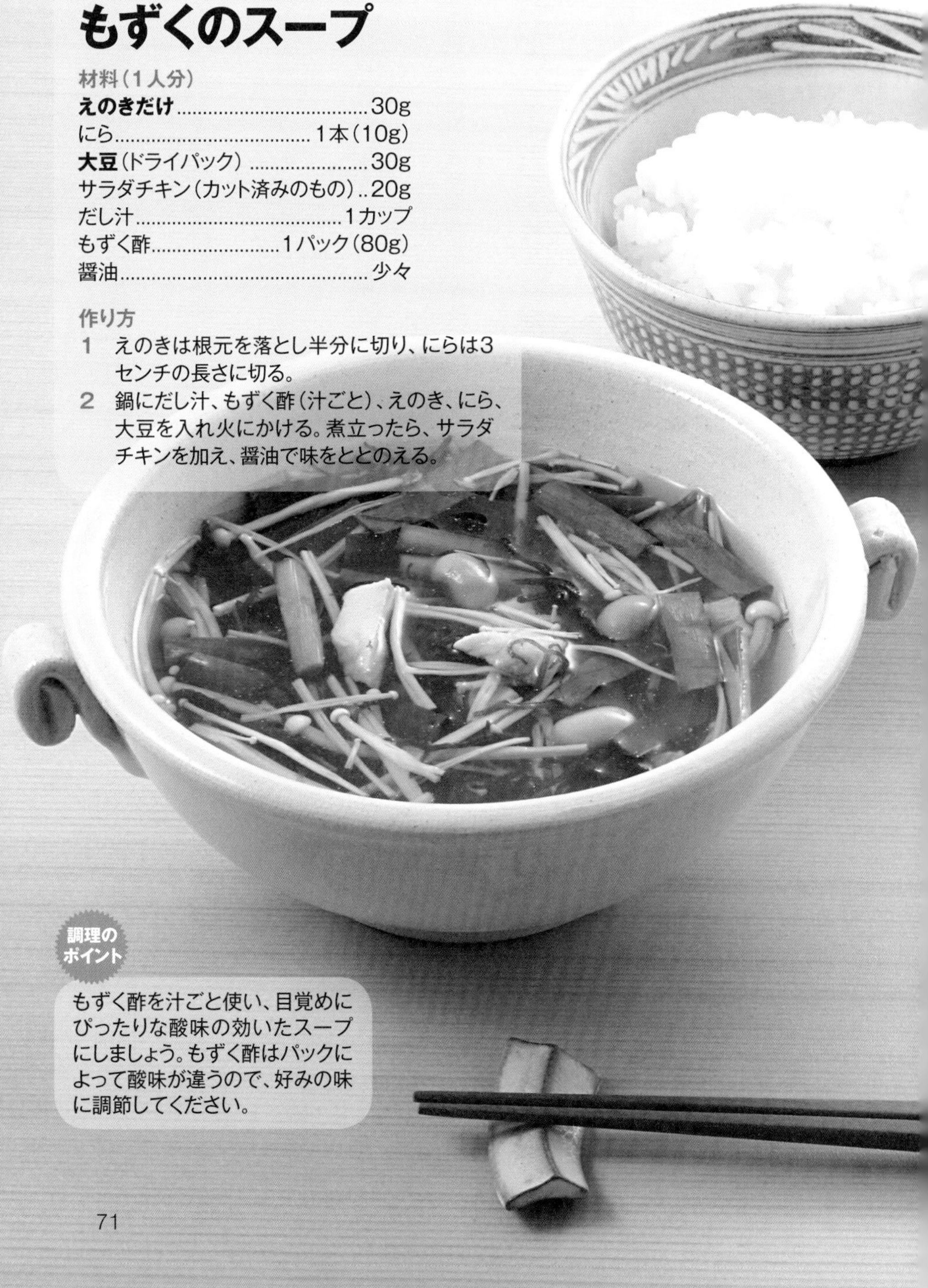

調理のポイント

もずく酢を汁ごと使い、目覚めにぴったりな酸味の効いたスープにしましょう。もずく酢はパックによって酸味が違うので、好みの味に調節してください。

血液サラサラ　コレステロール値を下げる　血糖値を下げる　肥満防止

5日目（金曜日）

トマトに含まれるリコピンは油に溶けやすい性質を持っているので、油を使った料理におすすめです。熱に強く、炒めても成分がそれほど減少する心配もなく、油と一緒にとるとリコピンの吸収率が2倍以上になります。

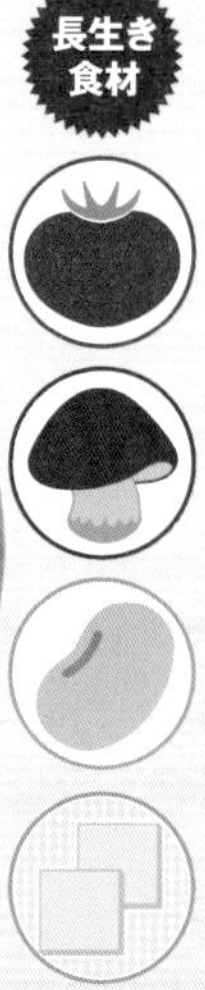

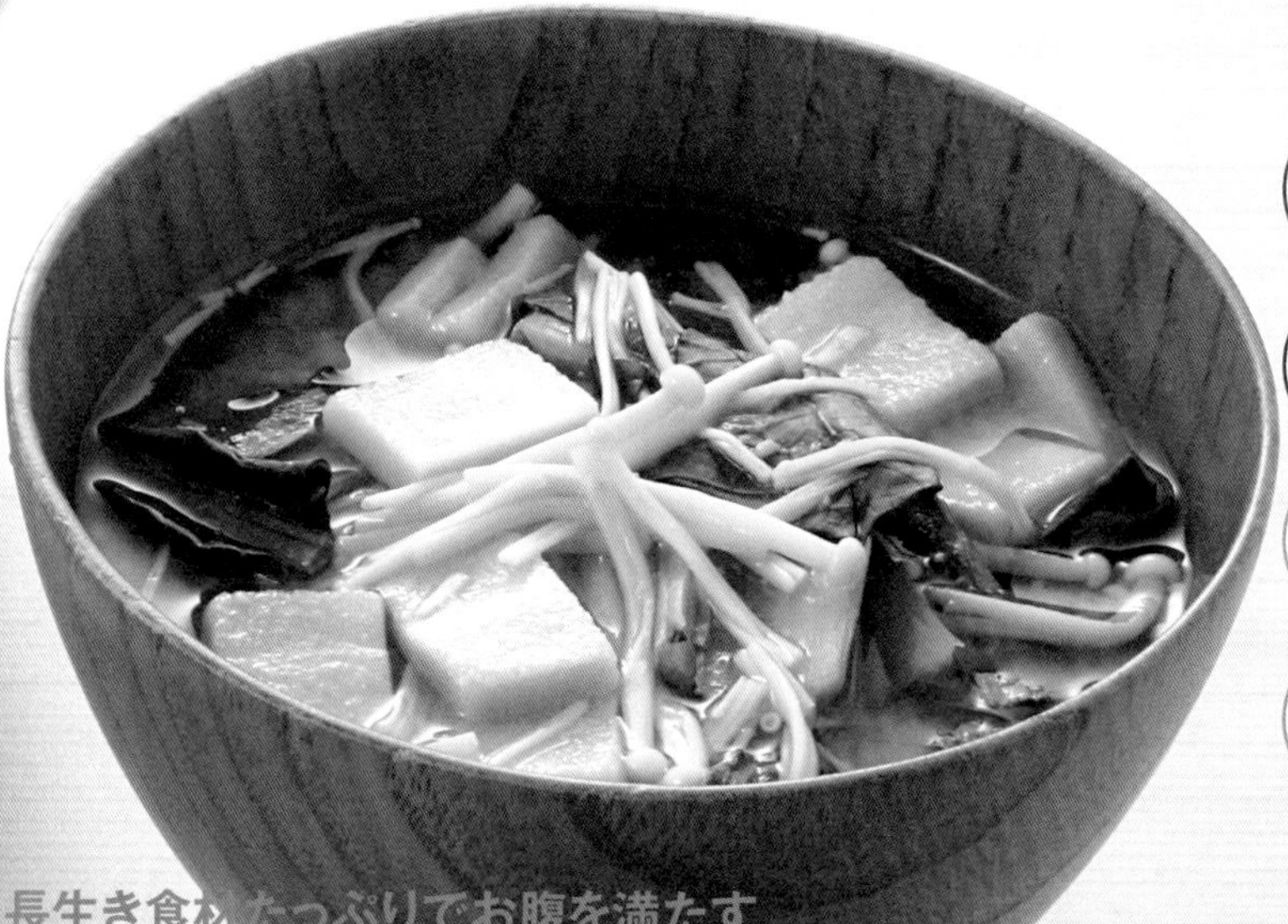

長生き食材たっぷりでお腹を満たす

高野豆腐とえのきの味噌汁

材料（1人分）

高野豆腐（薄切りタイプ）.........10g
えのきだけ...............................30g
小松菜....................................20g
だし汁................................180ml
味噌...................................小さじ2

作り方

1　高野豆腐は2分ほど水につけて戻し、絞る。えのきは根元を落とし半分に、小松菜は根元を落とし3センチの長さに切る。

耐熱の器に、だし汁、えのき、小松菜を入れて電子レンジ600Wで約2分加熱する。とり出して味噌を溶き入れ、高野豆腐を加えて、さらに約1分加熱する。

油を使ってリコピンの吸収率アップ

トマトと魚肉ソーセージの卵炒め

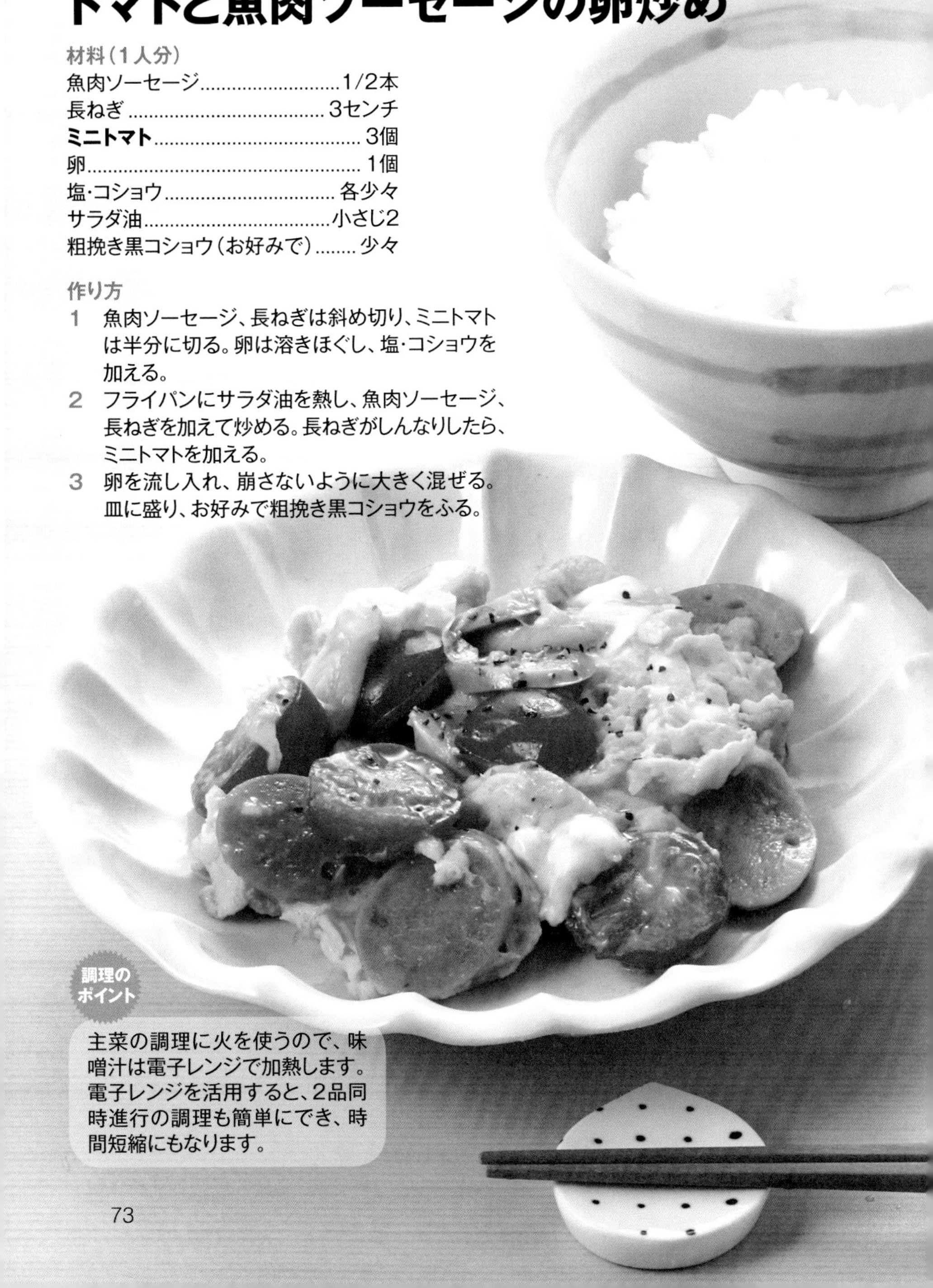

材料（1人分）

魚肉ソーセージ..........................1/2本
長ねぎ.....................................3センチ
ミニトマト..3個
卵...1個
塩・コショウ................................各少々
サラダ油....................................小さじ2
粗挽き黒コショウ（お好みで）........少々

作り方

1 魚肉ソーセージ、長ねぎは斜め切り、ミニトマトは半分に切る。卵は溶きほぐし、塩・コショウを加える。
2 フライパンにサラダ油を熱し、魚肉ソーセージ、長ねぎを加えて炒める。長ねぎがしんなりしたら、ミニトマトを加える。
3 卵を流し入れ、崩さないように大きく混ぜる。皿に盛り、お好みで粗挽き黒コショウをふる。

調理のポイント

主菜の調理に火を使うので、味噌汁は電子レンジで加熱します。電子レンジを活用すると、2品同時進行の調理も簡単にでき、時間短縮にもなります。

がん予防

認知症予防

コレステロール値を下げる

骨粗鬆症予防

6日目（土曜日）

ドライフルーツは日持ちするだけなく、生のフルーツより栄養価も高くなります。抗酸化作用が強いポリフェノールのほか、利尿作用があり、体のむくみを取ってくれるカリウムをはじめとしたミネラルも豊富です。

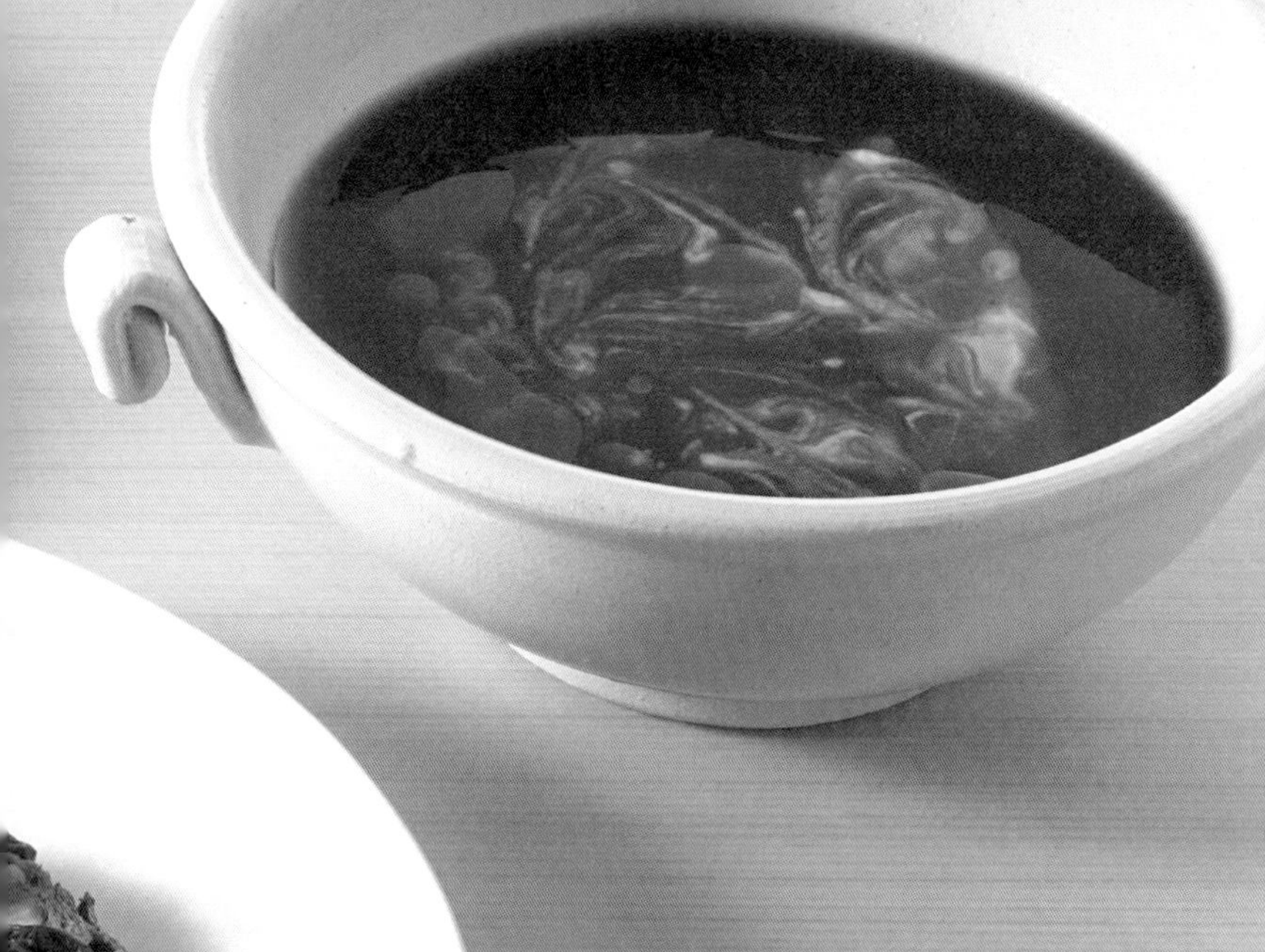

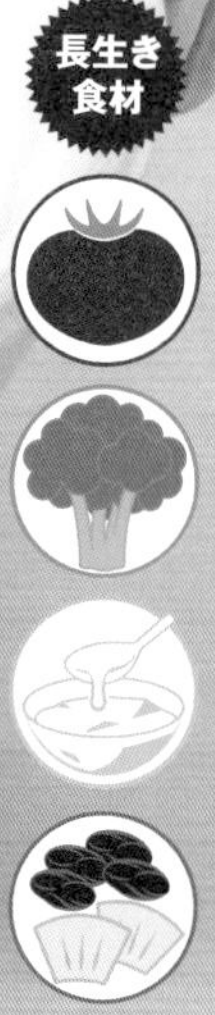

収率の高いジュースを活用

トマトとヨーグルトのスープ

材料（1人分）

トマトジュース（無塩）.... 1本（200ml）
ヨーグルト................................大さじ2
エクストラバージンオリーブオイル...小さじ1
塩（お好みで）.............................. 少々

作り方

1 スープ皿にトマトジュース、ヨーグルトを入れ、オリーブオイルをかける。
2 お好みで塩（ゲランドなど好みの塩）をかけ、混ぜながらいただく。

ビタミンC+タンパク質で美肌に!

ブロッコリーとチキンのサラダ

材料(1人分)

ブロッコリー..................................80g
サラダチキン(カット済みのもの)..30g
塩·コショウ.................................各少々
エクストラバージンオリーブオイル...小さじ2

作り方

1 ブロッコリーは小房に分け、耐熱皿にのせて水少々(分量外)をふり、ラップをかける。電子レンジ600Wで約1分20秒加熱する。
2 ブロッコリーが温かいうちに、塩·コショウをふり、サラダチキンを散らし、オリーブオイルをかける。

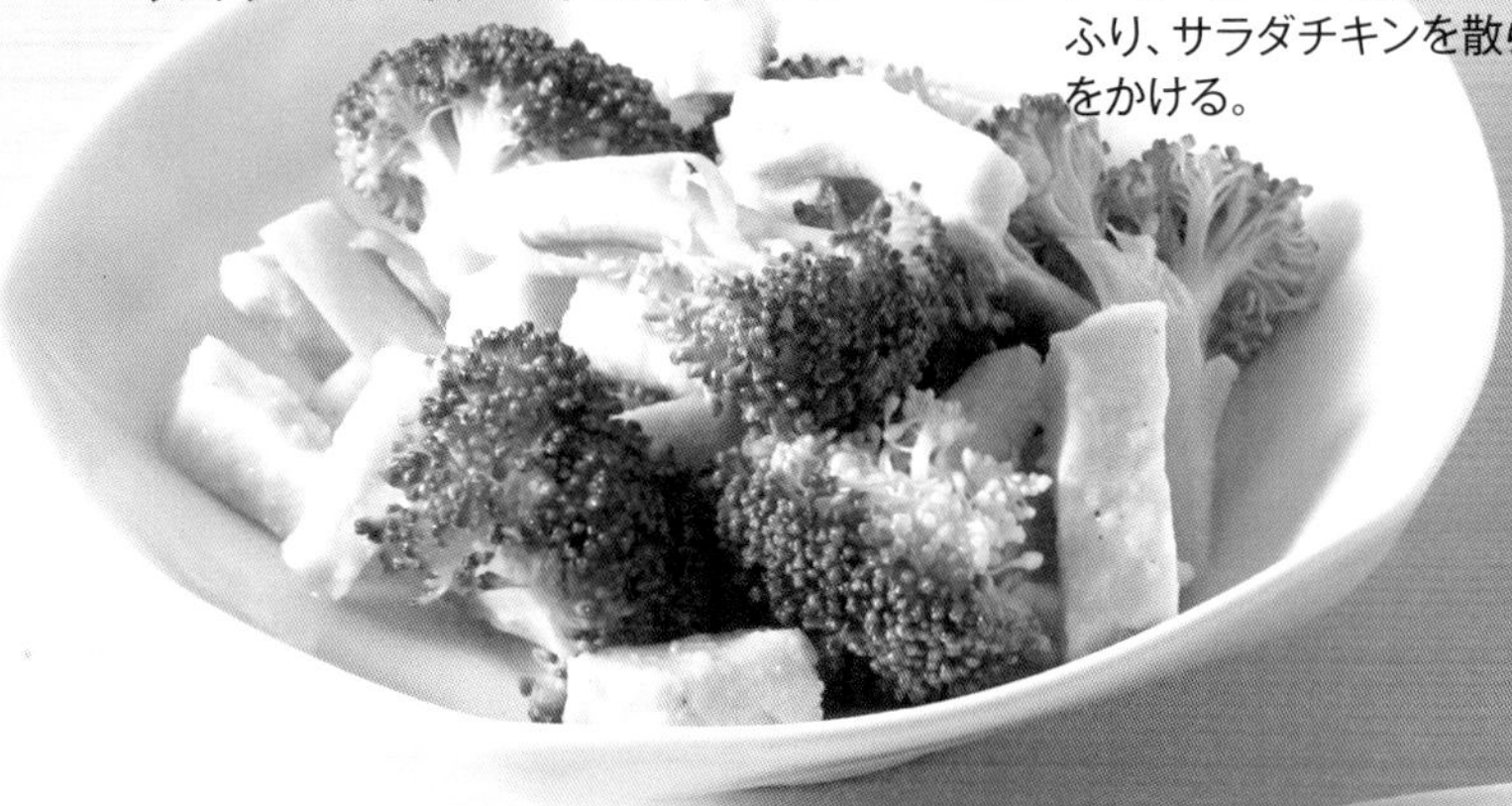

デザート感覚でポリフェノールをたっぷりと

ドライフルーツとクリームチーズのタルティーヌ

材料(1人分)

雑穀入り薄切りパン........................1枚
クリームチーズ..............................15g
ドライフルーツ
(レーズン、クランベリー).............20g
ハチミツ.................................小さじ2

作り方

1 雑穀入りのパンはオーブントースターでトーストする。温かいうちにクリームチーズを塗り、ドライフルーツを散らす。
2 ハチミツをかける。

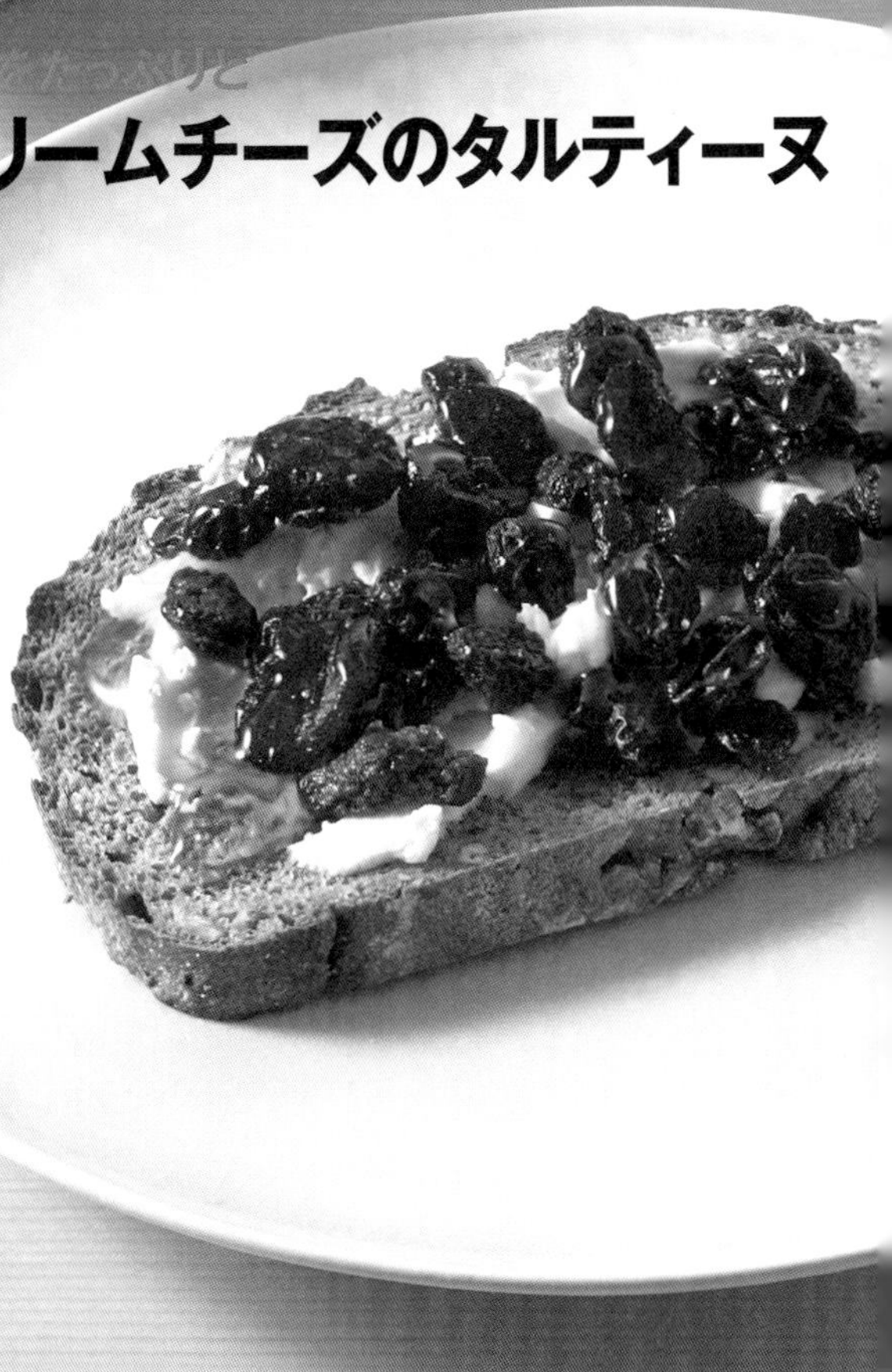

調理のポイント

ドライフルーツを使った華やかなタルティーヌです。クリームチーズと合わせると優しい甘味が引き立ち、デザートのような満足感を得られます。

がん予防　血液サラサラ　コレステロール値を下げる　血糖値を下げる

7日目（日曜日）

きのこは食物繊維が豊富なことに加え、三大うま味成分のひとつであるグアニル酸を含んでいます。きのこのうま味を生かして、さまざまな野菜と組み合わせ、食物繊維やビタミンをたっぷりとりましょう。

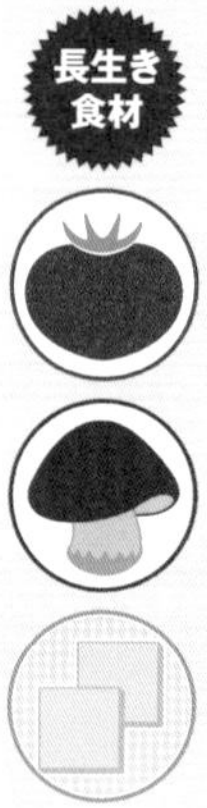

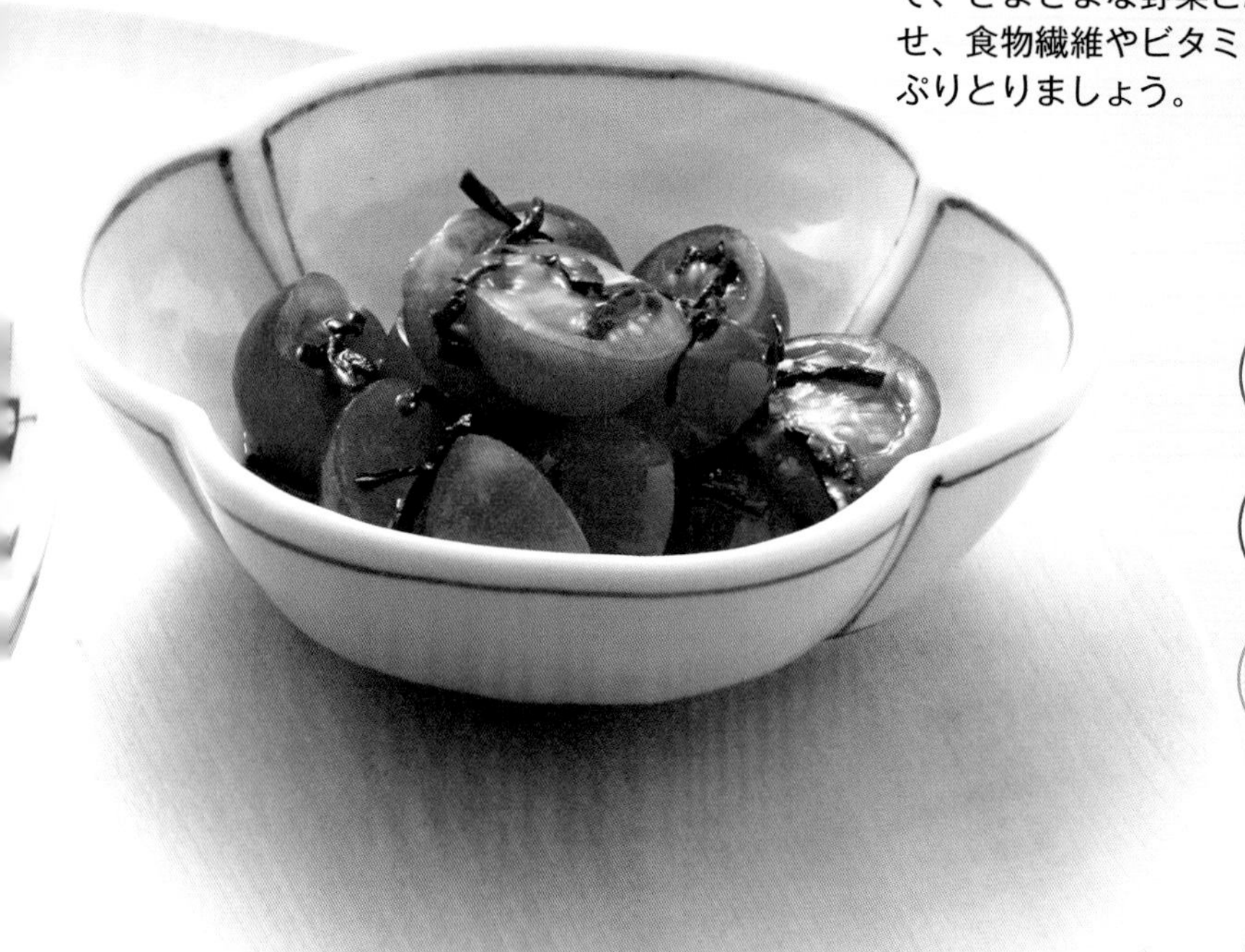

オリーブオイルでリコピンの吸収率アップ

ミニトマトの塩昆布和え

材料（1人分）

ミニトマト……………………6個
塩昆布……………………3g
エクストラバージンオリーブオイル……小さじ1

作り方

ミニトマトは半分に切り、塩昆布を食べやすい長さにハサミで切りながら加えて混ぜる。器に盛り、オリーブオイルをかける。

食物繊維たっぷりの具だくさんうどん

きのこと高野豆腐の温うどん

材料（1人分）

高野豆腐（薄切り）……………………10g
しめじ……………………………………30g
えのきだけ………………………………30g
小松菜………………………………………15g
冷凍うどん…………………………………1玉
A ┌だし汁……………………………300ml
　│麺つゆ（3倍濃縮）…………大さじ1
　└醤油……………………………小さじ1/2

作り方

1　高野豆腐は2分ほど水につけて戻し、絞る。しめじ、えのきは根元を落とし小房に分け、小松菜は根元を落とし3センチの長さに切る。
2　耐熱の器に1、A、冷凍うどんを入れ、ラップをして電子レンジ600Wで約6分加熱する。とり出して一度混ぜ、さらに約1分加熱する。

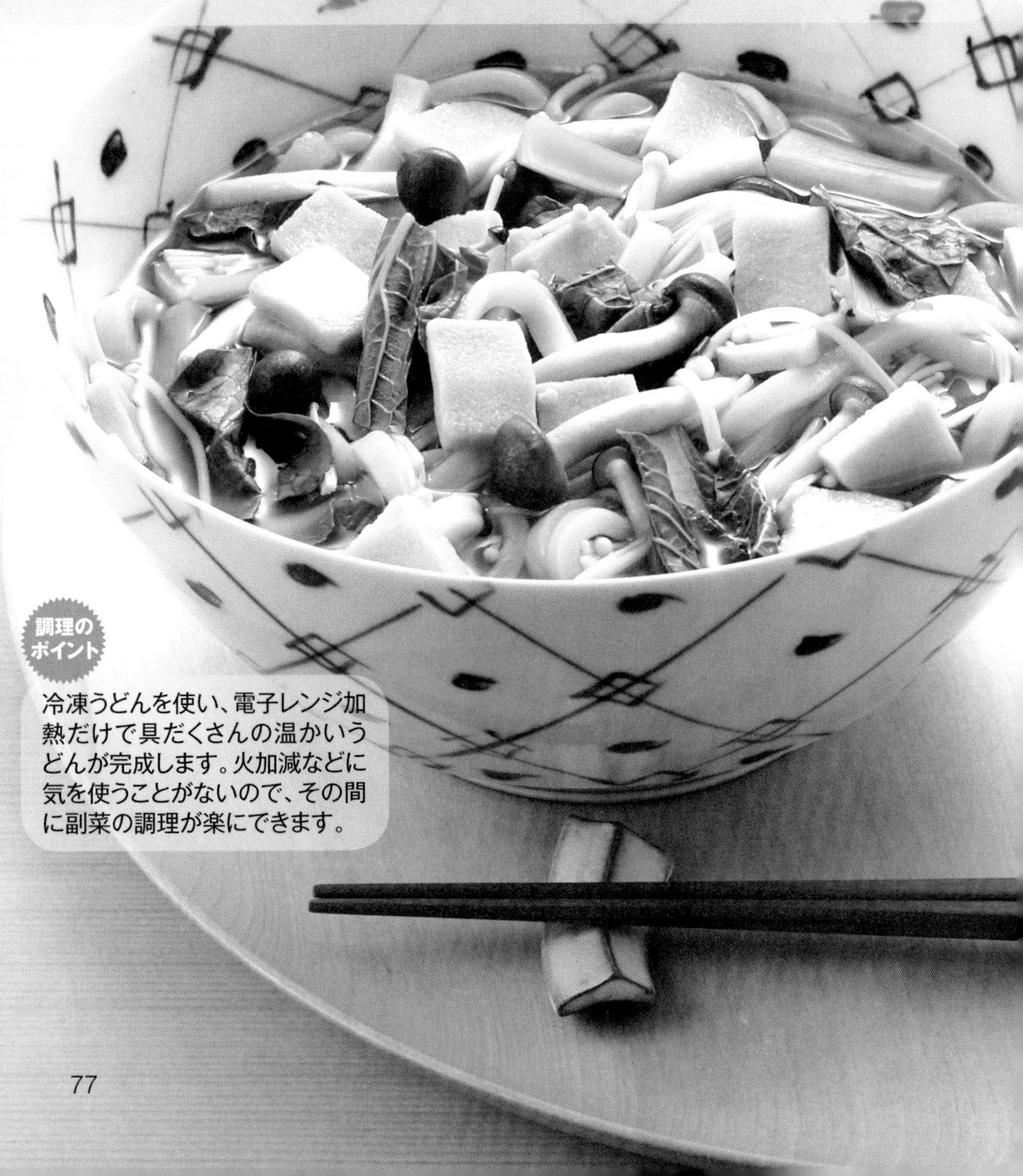

調理のポイント

冷凍うどんを使い、電子レンジ加熱だけで具だくさんの温かいうどんが完成します。火加減などに気を使うことがないので、その間に副菜の調理が楽にできます。

がん予防　血液サラサラ　腸内環境を整える　骨粗鬆症予防

8日目（月曜日）

ヨーグルトをドライフルーツの自然な甘味で美味しく食べて、腸内環境を整えましょう。ビタミンやポリフェノール豊富で抗酸化作用のあるドライフルーツを一緒にとることで、病気への抵抗力アップも期待できます。

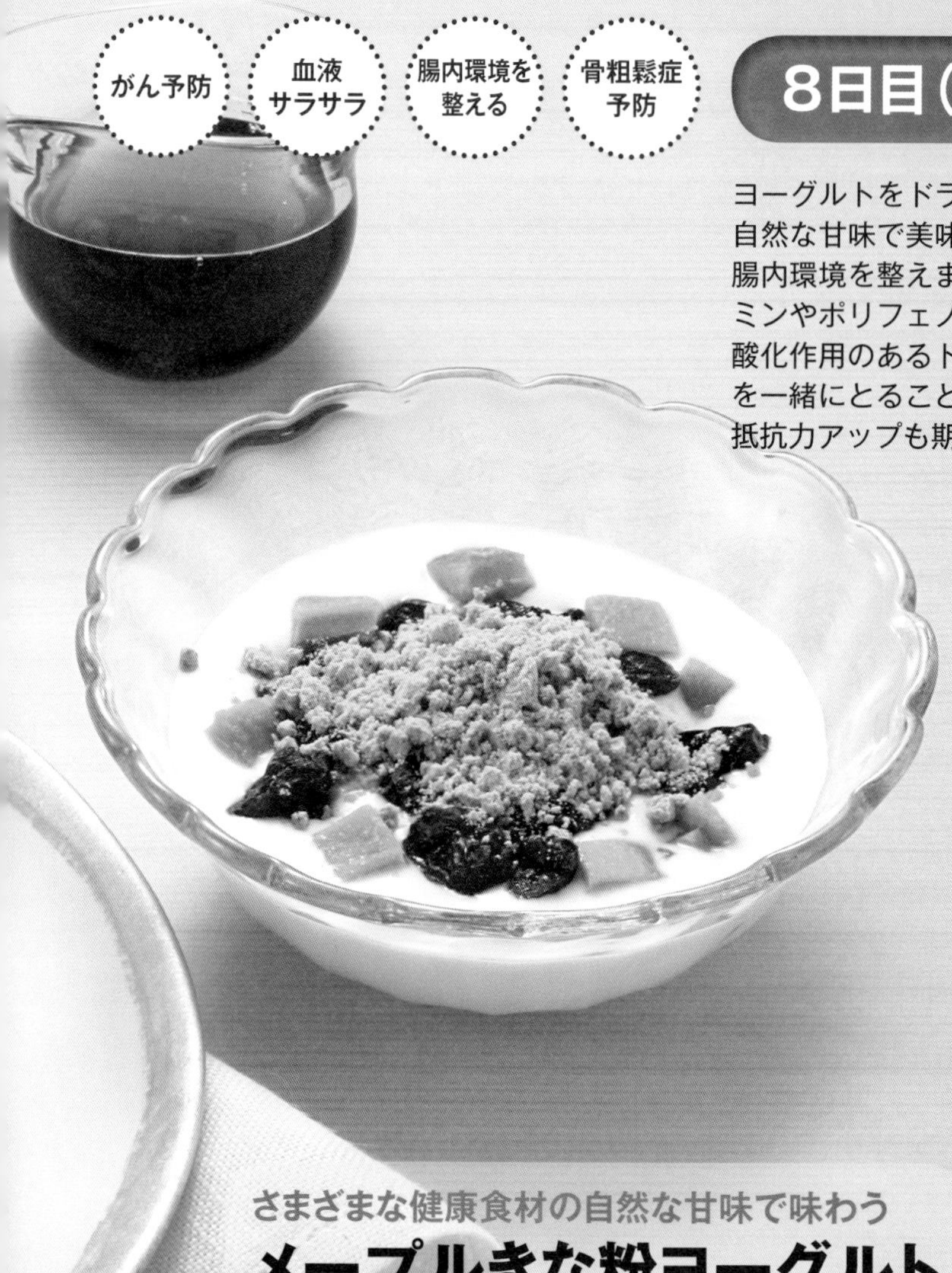

長生き食材

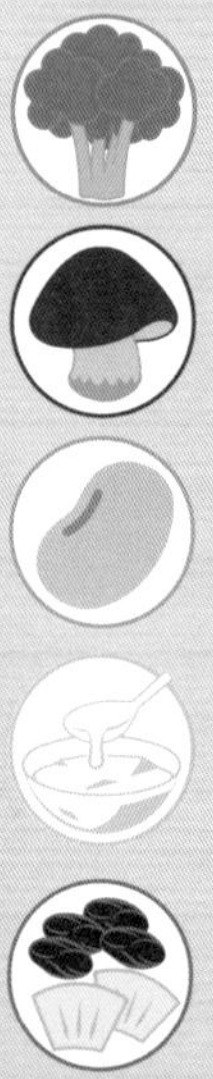

さまざまな健康食材の自然な甘味で味わう

メープルきな粉ヨーグルト

材料（1人分）

ヨーグルト（無糖）……………………80g

ドライフルーツ

（クランベリー、マンゴー、プルーンなど）….合わせて30g

きな粉……………………大さじ1

メープルシロップ（お好みで）……………………適量

作り方

ヨーグルトを器に盛り、ドライフルーツ、きな粉を散らし、お好みでメープルシロップをかける。

まいたけのうま味が際立つビタミンCたっぷりサンド

ブロッコリーのスクランブルサンド

材料（1人分）

ブロッコリー 20g
まいたけ 20g
卵 1個
塩･コショウ .... 各少々
ピザ用チーズ 10g
サンドイッチ用食パン 2枚
マヨネーズ 小さじ2
オリーブオイル 小さじ2

作り方

1　パン2枚の内側にマヨネーズを塗る。
2　ブロッコリーは小指の先くらいの大きさに切る。まいたけも同じくらいの大きさに切る。
3　溶きほぐした卵に、塩･コショウ、ピザ用チーズを加えて混ぜる。
4　フライパンにオリーブオイルを熱し、ブロッコリー、まいたけを入れて炒める。3を加え、スクランブルエッグにする。
5　1のパンに挟み、半分に切る。

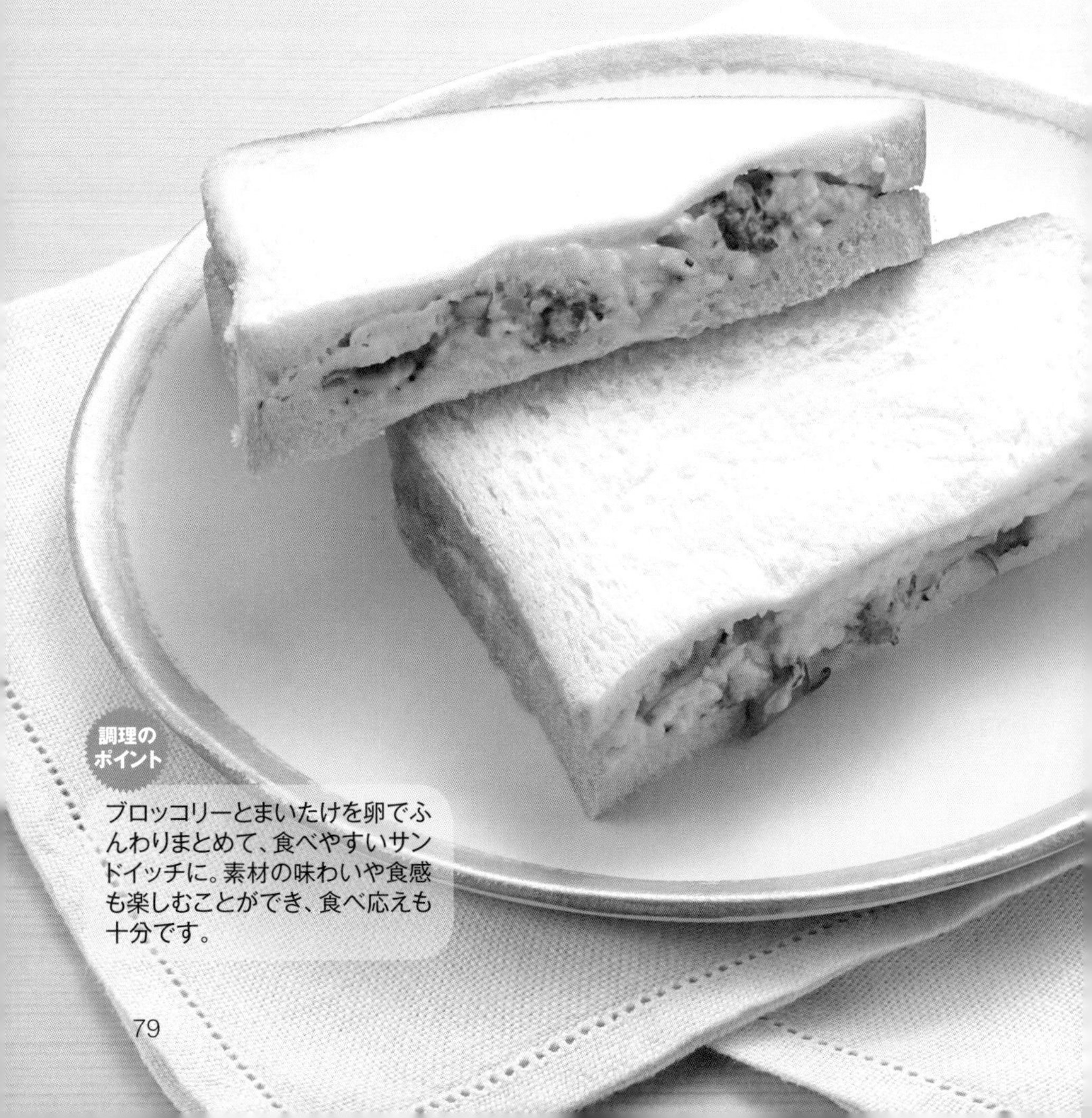

調理のポイント

ブロッコリーとまいたけを卵でふんわりまとめて、食べやすいサンドイッチに。素材の味わいや食感も楽しむことができ、食べ応えも十分です。

がん予防　白内障予防　血圧を下げる　免疫力アップ

9日目（火曜日）

長生き食材

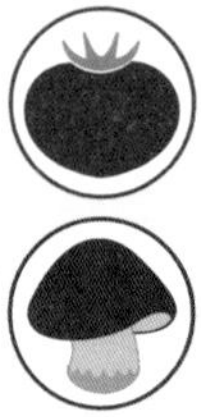

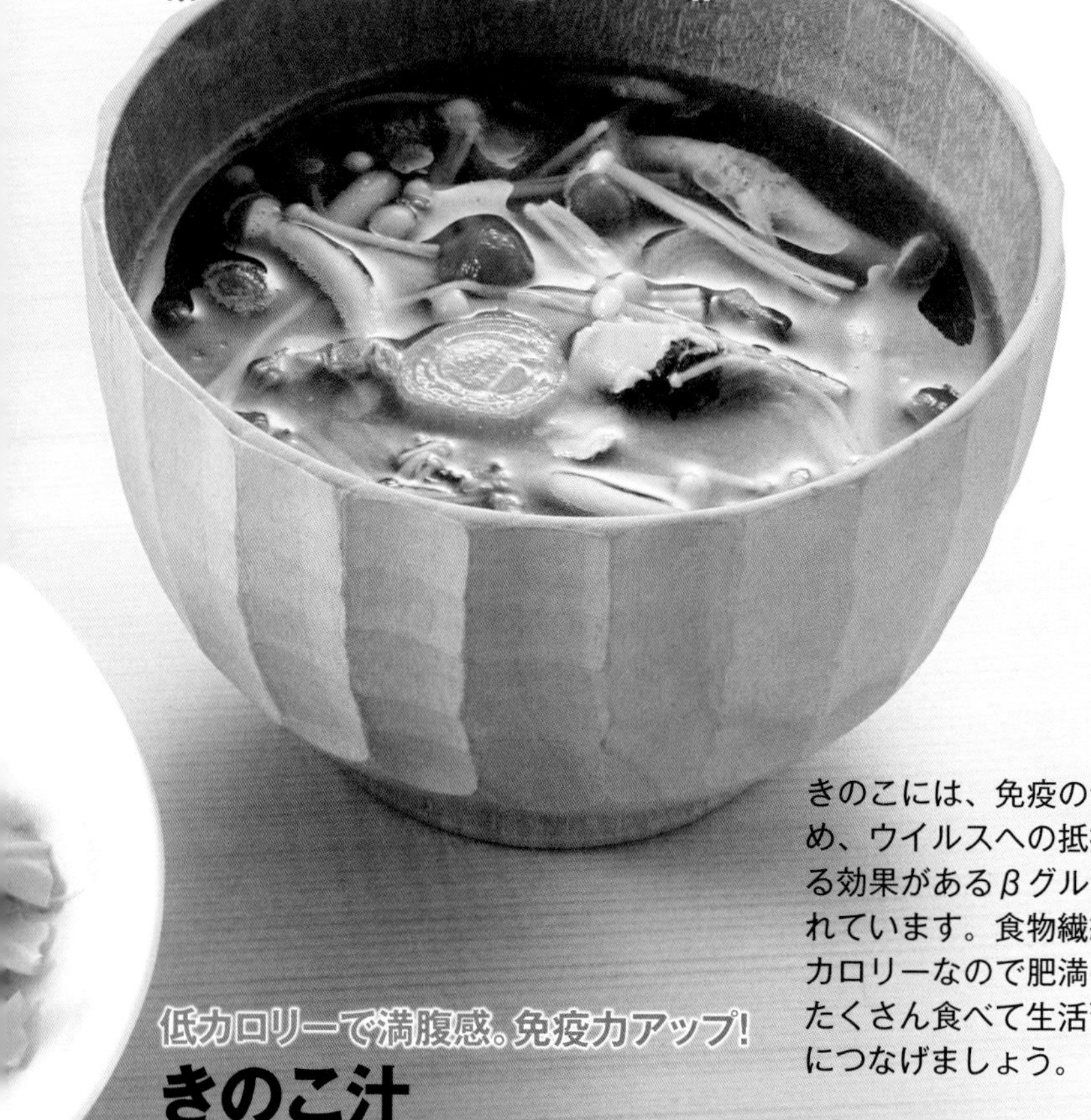

きのこには、免疫の活性力を高め、ウイルスへの抵抗力を高める効果があるβグルカンが含まれています。食物繊維が多く低カロリーなので肥満の予防にも。たくさん食べて生活習慣病予防につなげましょう。

低カロリーで満腹感。免疫力アップ！

きのこ汁

材料（1人分）

なめこ、しめじ、えのきだけなど	合わせて約100g
長ねぎ	5センチ
鮭水煮缶	50g
だし汁	1カップ
醤油	小さじ1
塩	少々
白コショウ	少々

作り方

1 なめこはさっと洗う。しめじ、えのきは根元を落とし小房に分ける。長ねぎは5ミリ幅の斜め切りにする。

2 鍋にだし汁と1を入れて煮る。鮭の水煮を加え、醤油、塩で味をととのえる。器に盛り、白コショウを多めにふる。

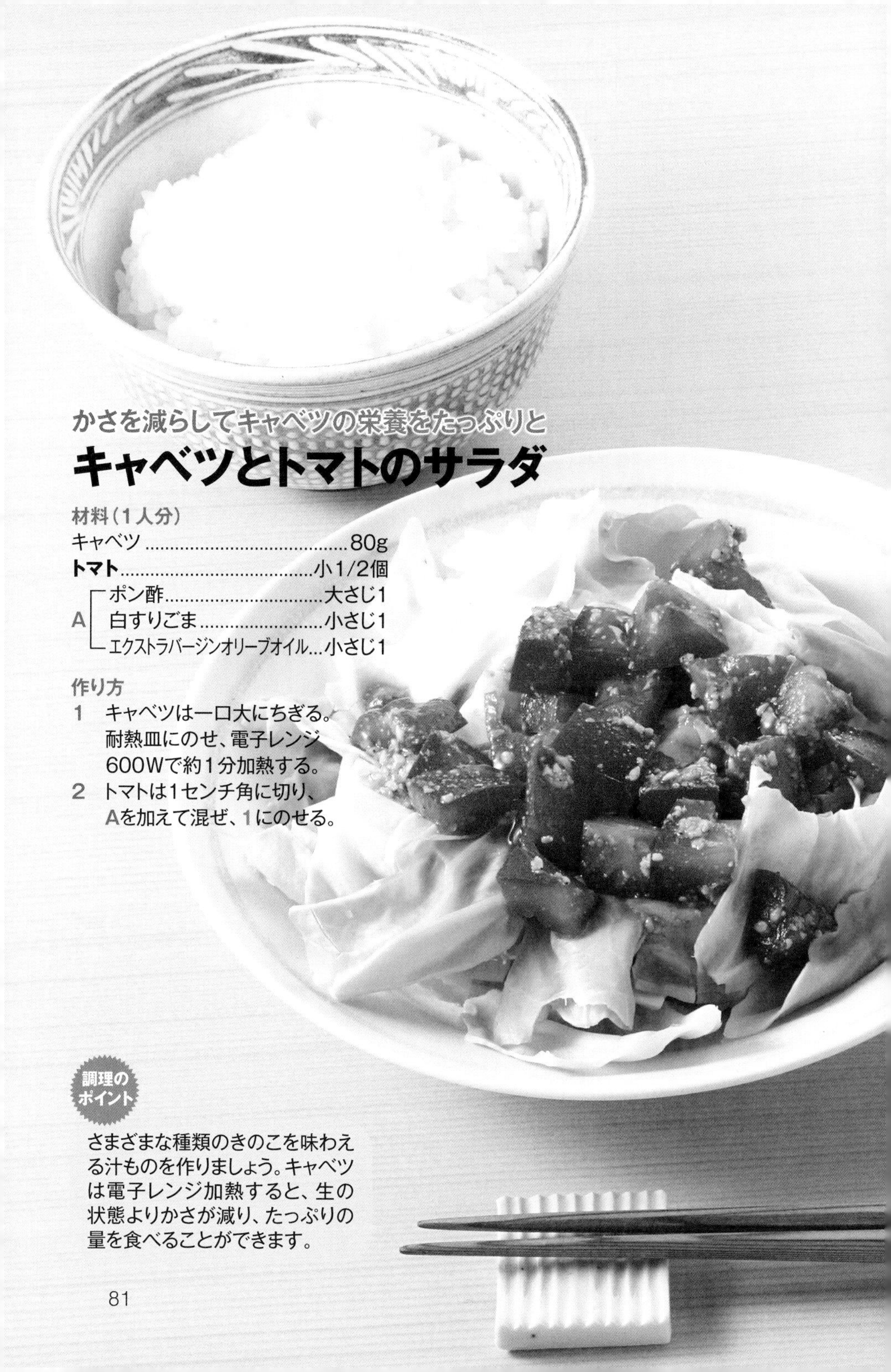

かさを減らしてキャベツの栄養をたっぷりと

キャベツとトマトのサラダ

材料（1人分）

キャベツ……………………………80g
トマト……………………………小1/2個
A
- ポン酢…………………………大さじ1
- 白すりごま……………………小さじ1
- エクストラバージンオリーブオイル…小さじ1

作り方

1　キャベツは一口大にちぎる。耐熱皿にのせ、電子レンジ600Wで約1分加熱する。
2　トマトは1センチ角に切り、Aを加えて混ぜ、1にのせる。

調理のポイント

さまざまな種類のきのこを味わえる汁ものを作りましょう。キャベツは電子レンジ加熱すると、生の状態よりかさが減り、たっぷりの量を食べることができます。

がん予防　血液サラサラ　更年期障害改善　骨粗鬆症予防

10日目（水曜日）

ごはんによく合い、価格も手頃な納豆は、朝食メニューにとり入れやすい大豆製品です。大豆に多く含まれるイソフラボンには、女性ホルモンと同じ作用があるといわれ、アンチエイジング効果も期待できます。

長生き食材

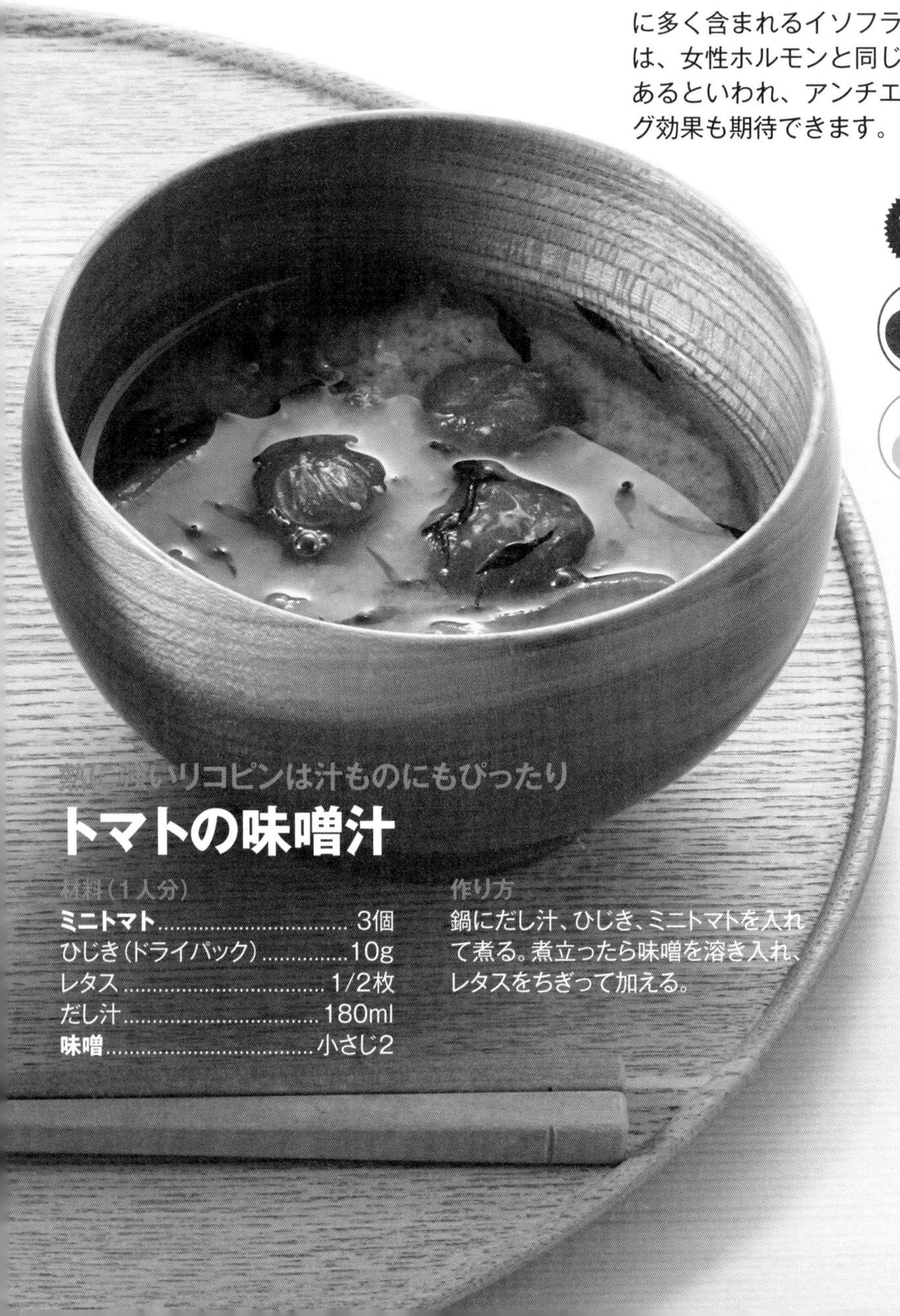

熱に強いリコピンは汁ものにもぴったり

トマトの味噌汁

材料（1人分）

- **ミニトマト**………………………… 3個
- ひじき（ドライパック）…………10g
- レタス ……………………………… 1/2枚
- だし汁……………………………180ml
- **味噌**……………………………小さじ2

作り方

鍋にだし汁、ひじき、ミニトマトを入れて煮る。煮立ったら味噌を溶き入れ、レタスをちぎって加える。

タンパク質たっぷりの丼ものでストレス抑止

しらす納豆丼

材料（1人分）

納豆……………………………………1パック
しらす……………………………………10g
温泉卵……………………………………1個
刻みのり…………………………………適量
醤油………………………………………少々
ごはん………………………1杯（約150g）

作り方

1　納豆はタレを加えて混ぜる。
2　器にごはんを盛り、納豆、しらす、温泉卵、刻みのりをのせる。醤油をかけていただく。

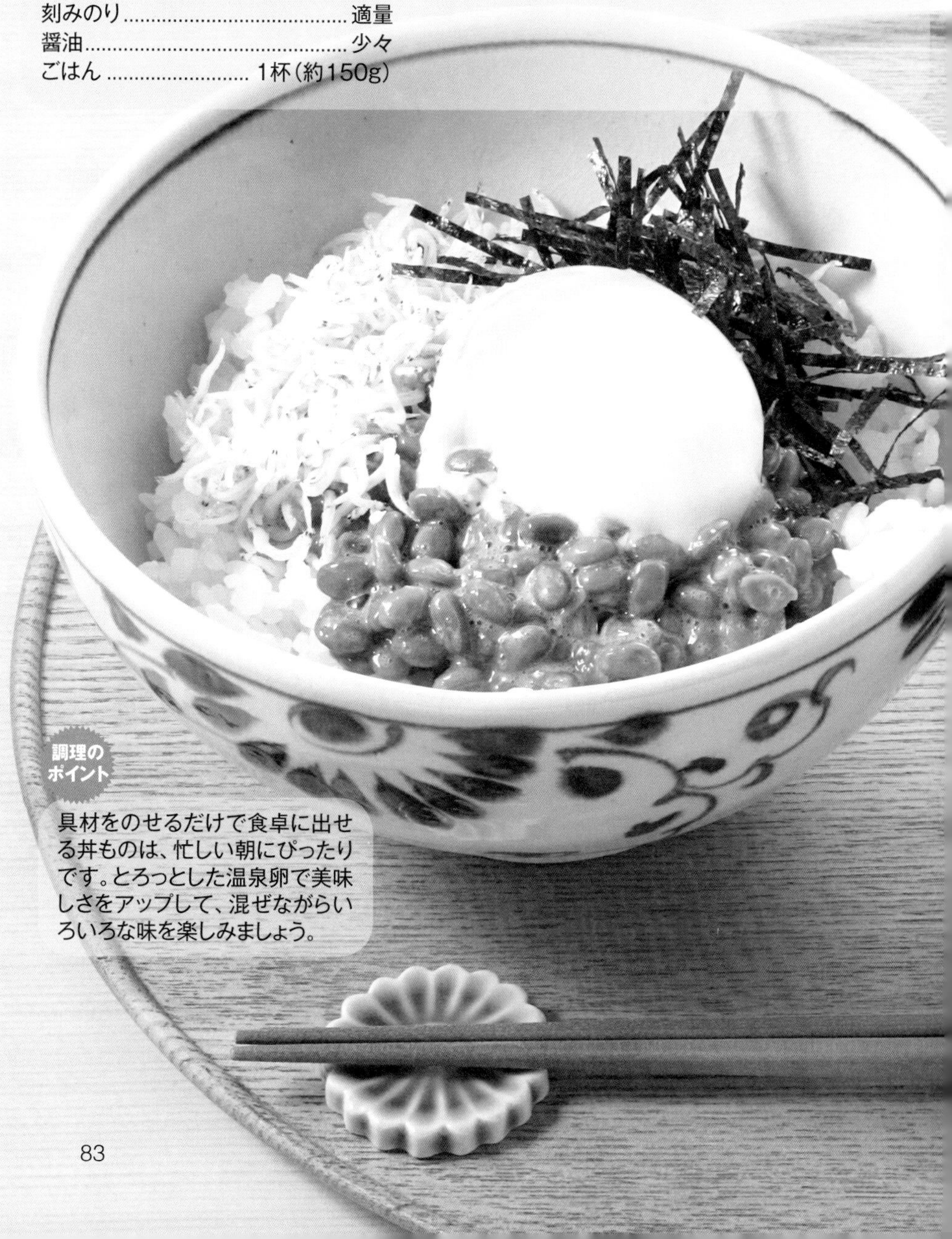

調理のポイント

具材をのせるだけで食卓に出せる丼ものは、忙しい朝にぴったりです。とろっとした温泉卵で美味しさをアップして、混ぜながらいろいろな味を楽しみましょう。

がん予防　白内障予防　血液サラサラ　腸内環境を整える

11日目（木曜日）

ブロッコリーに多く含まれるスルフォラファンには、解毒酵素や抗酸化酵素の活性を高める作用があるため、がん予防の効果が期待されています。いろいろな食材と合わせて味に変化をつけながら、たっぷり食べましょう。

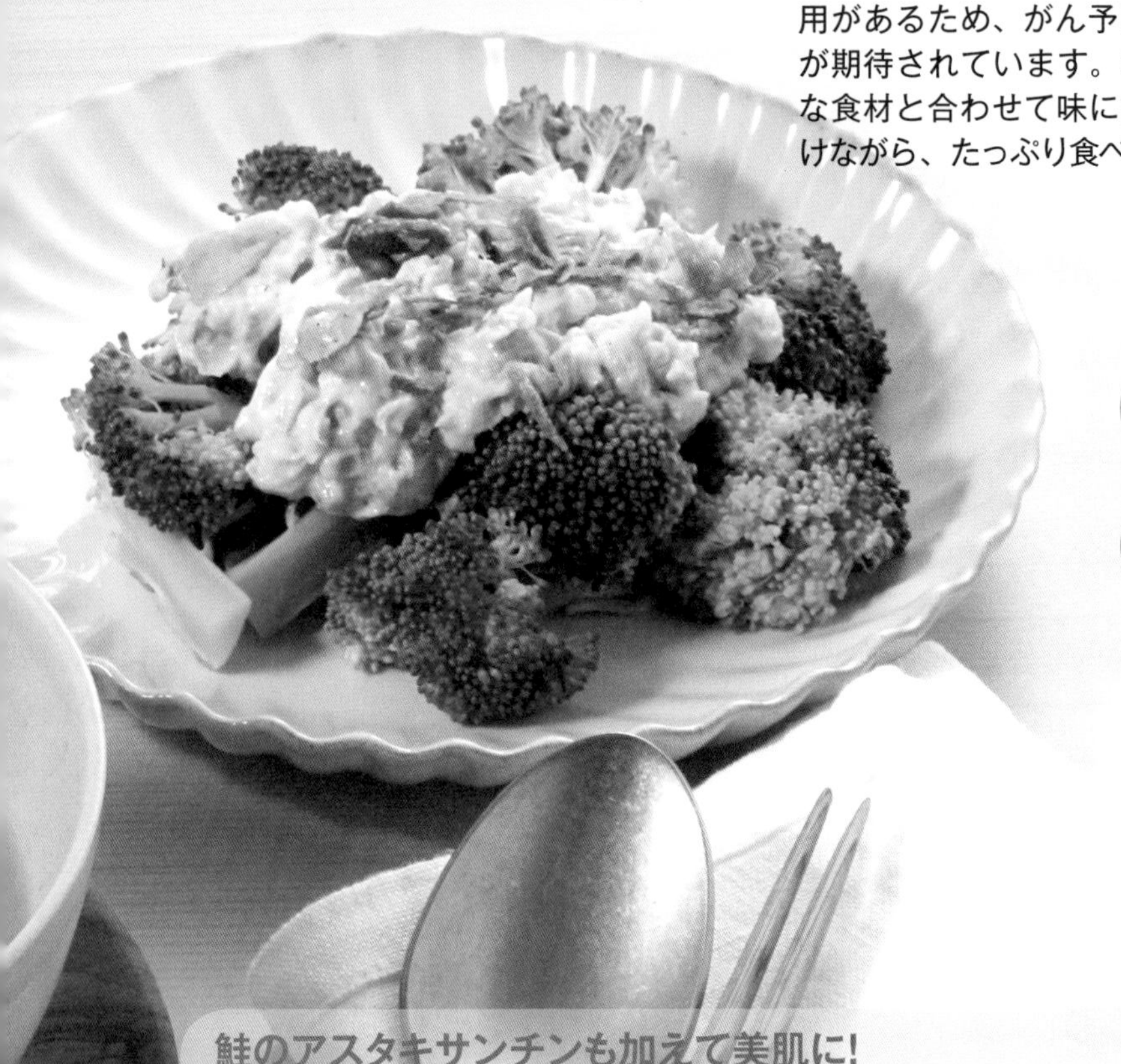

長生き食材

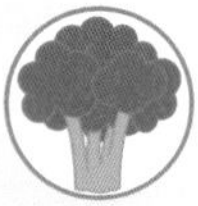

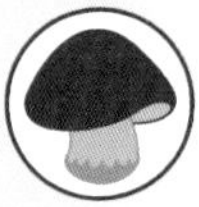

鮭のアスタキサンチンも加えて美肌に!

ブロッコリーと鮭のサラダ

材料（1人分）

ブロッコリー……60g
鮭水煮缶……50g
マヨネーズ……大さじ1
フライドオニオン（お好みで）..適量

作り方

1　ブロッコリーは小房に分け、耐熱皿にのせて水少々（分量外）をふる。ラップをかけて電子レンジ600Wで約1分加熱する。
2　鮭を軽くほぐしマヨネーズを加えて混ぜ、ブロッコリーにのせる。お好みでフライドオニオンを散らす。

にらのアリシンで疲労回復効果も

きのことザーサイのスープ

材料（1人分）

えのきだけ……30g
にら……1本（10g）
味付きザーサイ……10g
水……1カップ
鶏ガラスープの素……小さじ1/2
A 塩・コショウ……各少々
A 醤油……小さじ1/4

作り方

1 えのきは根元を落とし半分に、にらは3センチの長さに切る。

2 鍋に水、鶏ガラスープの素、えのき、にら、ザーサイを入れて煮る。Aで味をととのえる。

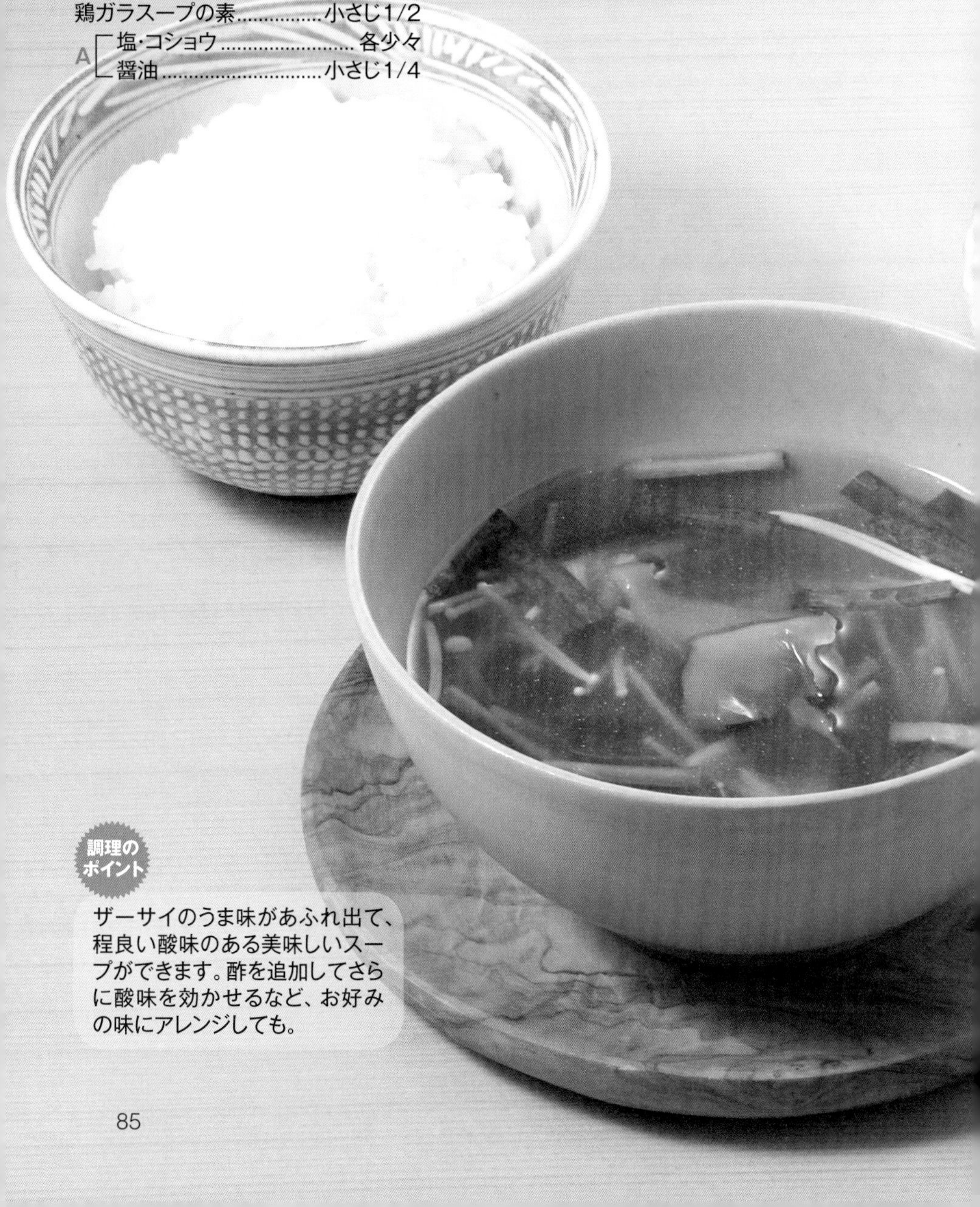

調理のポイント

ザーサイのうま味があふれ出て、程良い酸味のある美味しいスープができます。酢を追加してさらに酸味を効かせるなど、お好みの味にアレンジしても。

がん予防　血液サラサラ　美肌効果　コレステロール値を下げる

12日目（金曜日）

高野豆腐に含まれるレジスタントプロテインは、血糖値の上昇や血管の老化を抑え、老廃物の排出を促進します。高タンパク低カロリーで満腹感を得られるので、ダイエットや生活習慣病予防にもおすすめです。

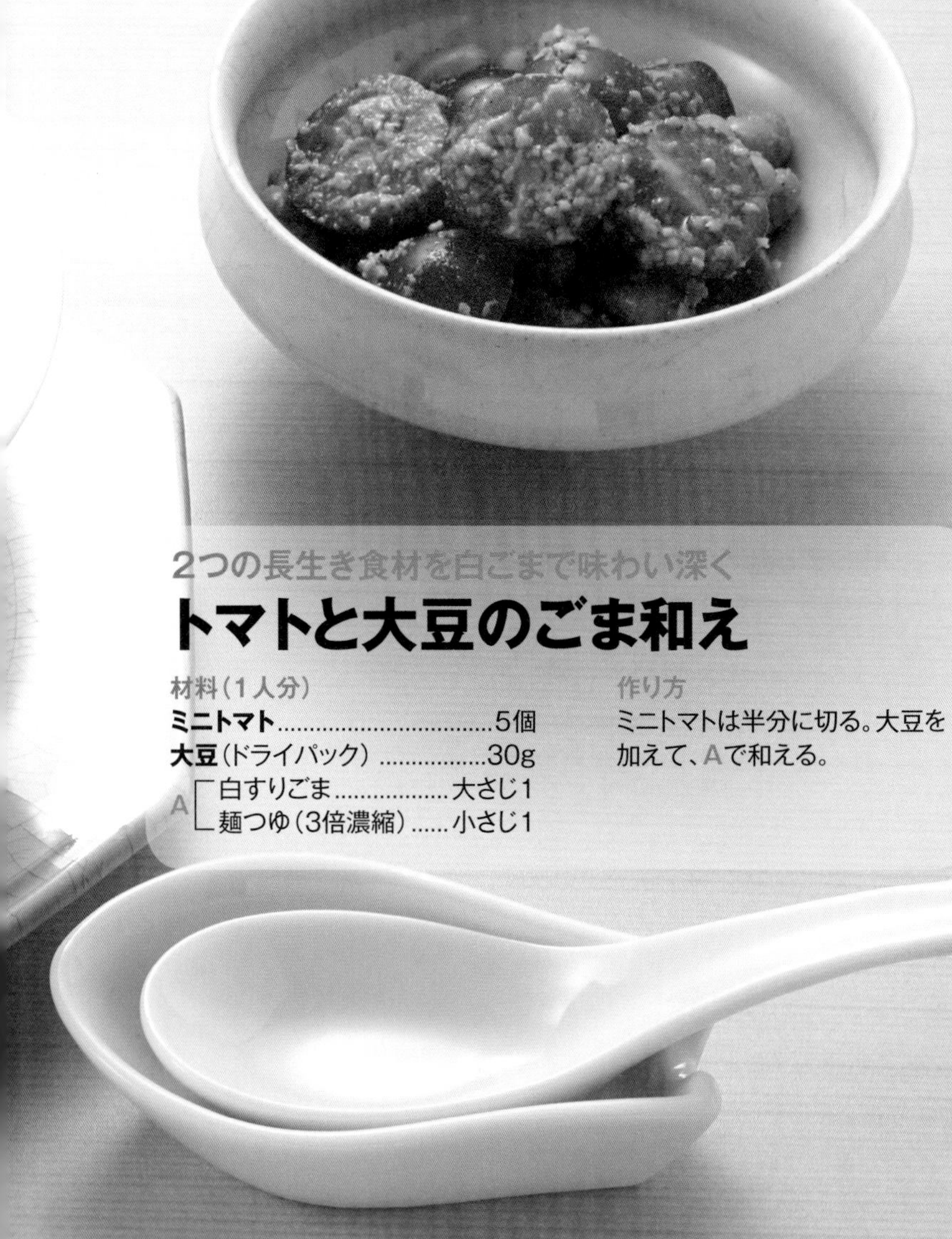

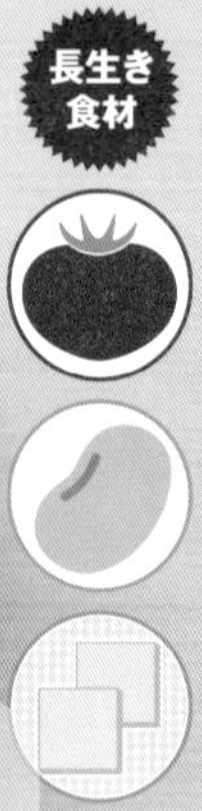

2つの長生き食材を白ごまで味わい深く

トマトと大豆のごま和え

材料（1人分）

ミニトマト……5個
大豆（ドライパック）……30g
A ┌白すりごま……大さじ1
　 └麺つゆ（3倍濃縮）……小さじ1

作り方

ミニトマトは半分に切る。大豆を加えて、Aで和える。

しょうがで食欲増進、血行促進

高野豆腐入り中華雑炊

材料（1人分）

高野豆腐（薄切りタイプ）	10g
長ねぎ	3センチ
おろししょうが	小さじ1/2
ごはん	1杯（約150g）
湯	1カップ
鶏ガラスープの素	小さじ1/2
A 塩	ひとつまみ
A 醤油	少々
ごま油	少々

作り方

1 高野豆腐は2分ほど水につけて戻し、絞る。長ねぎは小口切りにする。

2 鍋に、ごはん、湯、鶏ガラスープの素、長ねぎ、おろししょうがを入れて煮る。

3 高野豆腐を加えて、Aで味をととのえ、仕上げにごま油をかける。

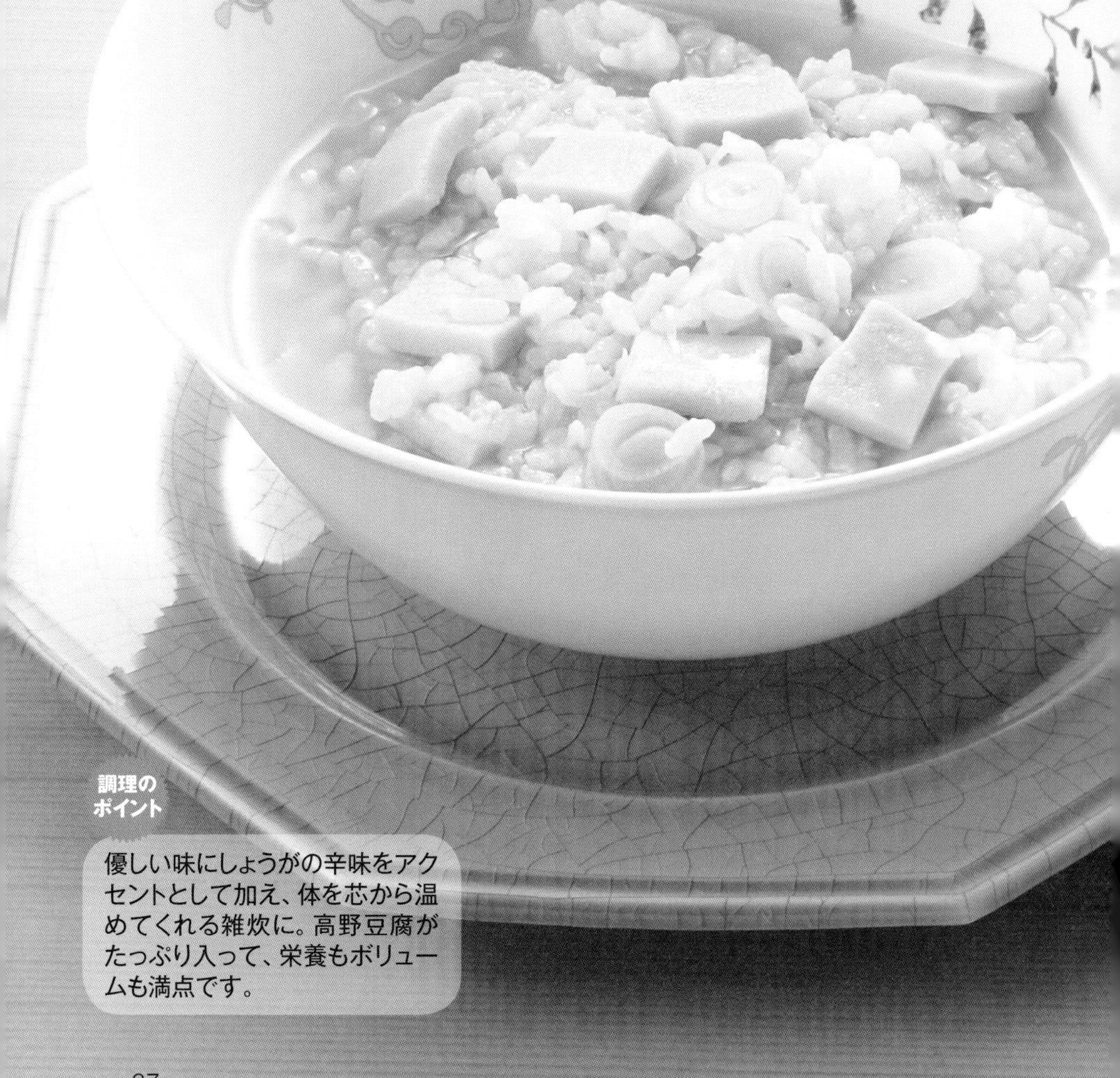

調理のポイント

優しい味にしょうがの辛味をアクセントとして加え、体を芯から温めてくれる雑炊に。高野豆腐がたっぷり入って、栄養もボリュームも満点です。

がん予防　認知症予防　血液サラサラ　血圧を下げる

13日目（土曜日）

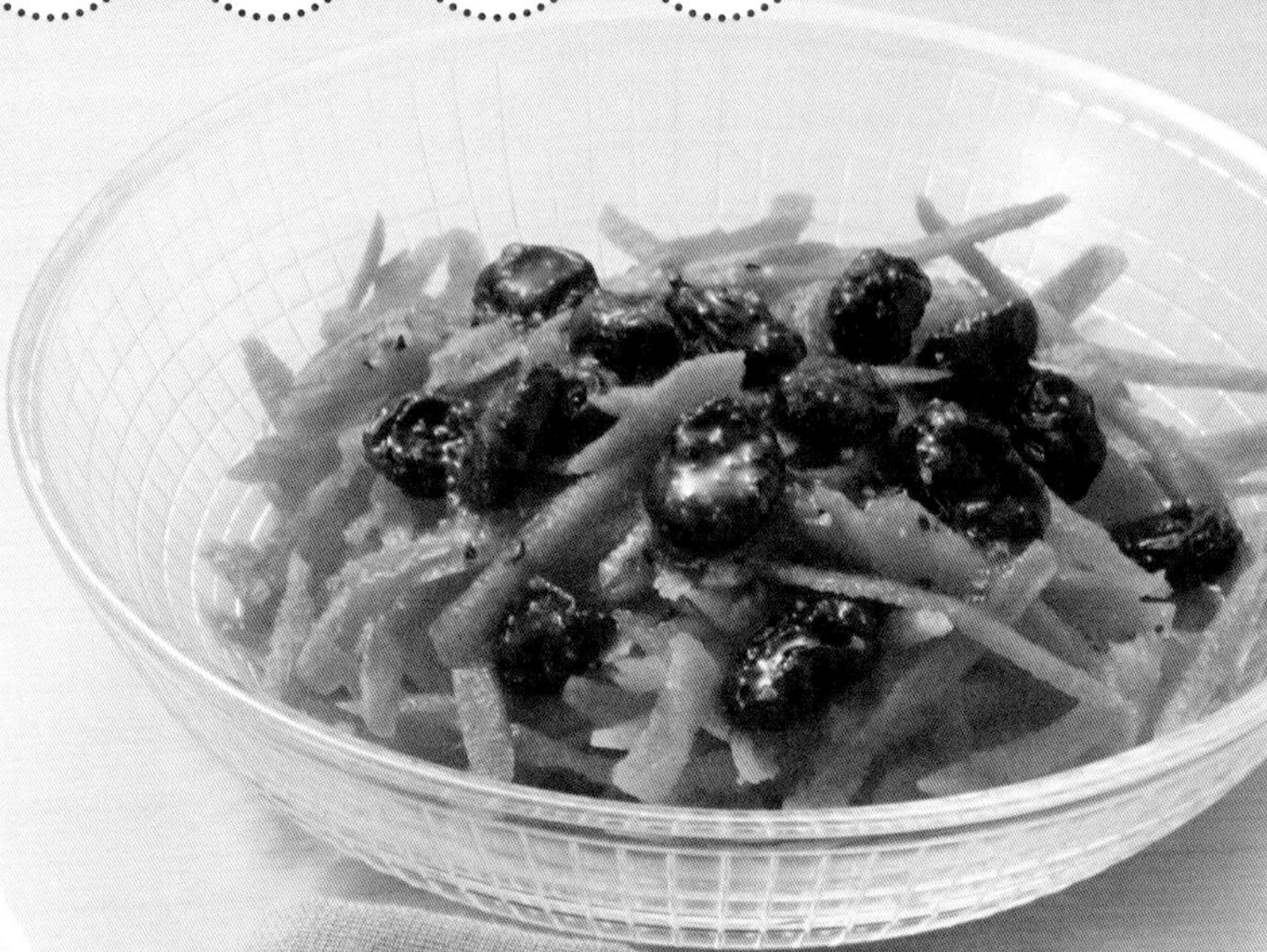

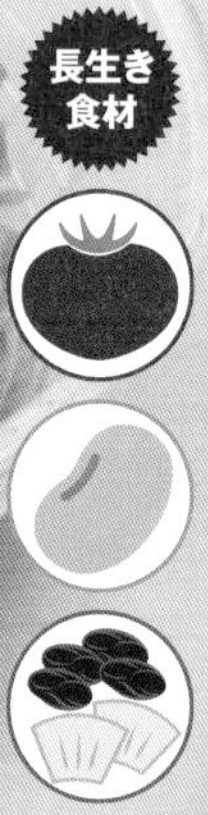

レーズンに含まれるポリフェノールはリスベラトロールといい、悪玉コレステロール（LDL）の酸化を阻害し、血液をサラサラにしてくれます。レーズンはそのまま食べても美味しいですが、自然な甘味を料理にも生かしましょう。

ポリフェノールとβカロテンたっぷり

レーズンとにんじんのサラダ

材料（1人分）

にんじん……50g

A
- フレンチドレッシング（市販品）…大さじ1
- **レーズン**……10g
- 黒コショウ……少々

作り方

1 にんじんはシリシリ用のスライサーで切る（または、せん切りにする）。Aを混ぜ合わせる。

器ににんじんを盛り、Aをかける。

トマトとビーンズをのせて健康アップ

しらすチーズトースト

材料（1人分）

ミニトマト……4個
厚切り食パン……1枚
マヨネーズ……小さじ1
しらす……10g
ミックスビーンズ
（大豆入りのもの、ドライパック）…15g
ピザ用チーズ……20g

作り方

1　ミニトマトは半分に切る。
2　食パンにマヨネーズを塗り、ミニトマト、しらす、ミックスビーンズをのせ、ピザ用チーズを散らし、オーブントースターで4～5分焼く。

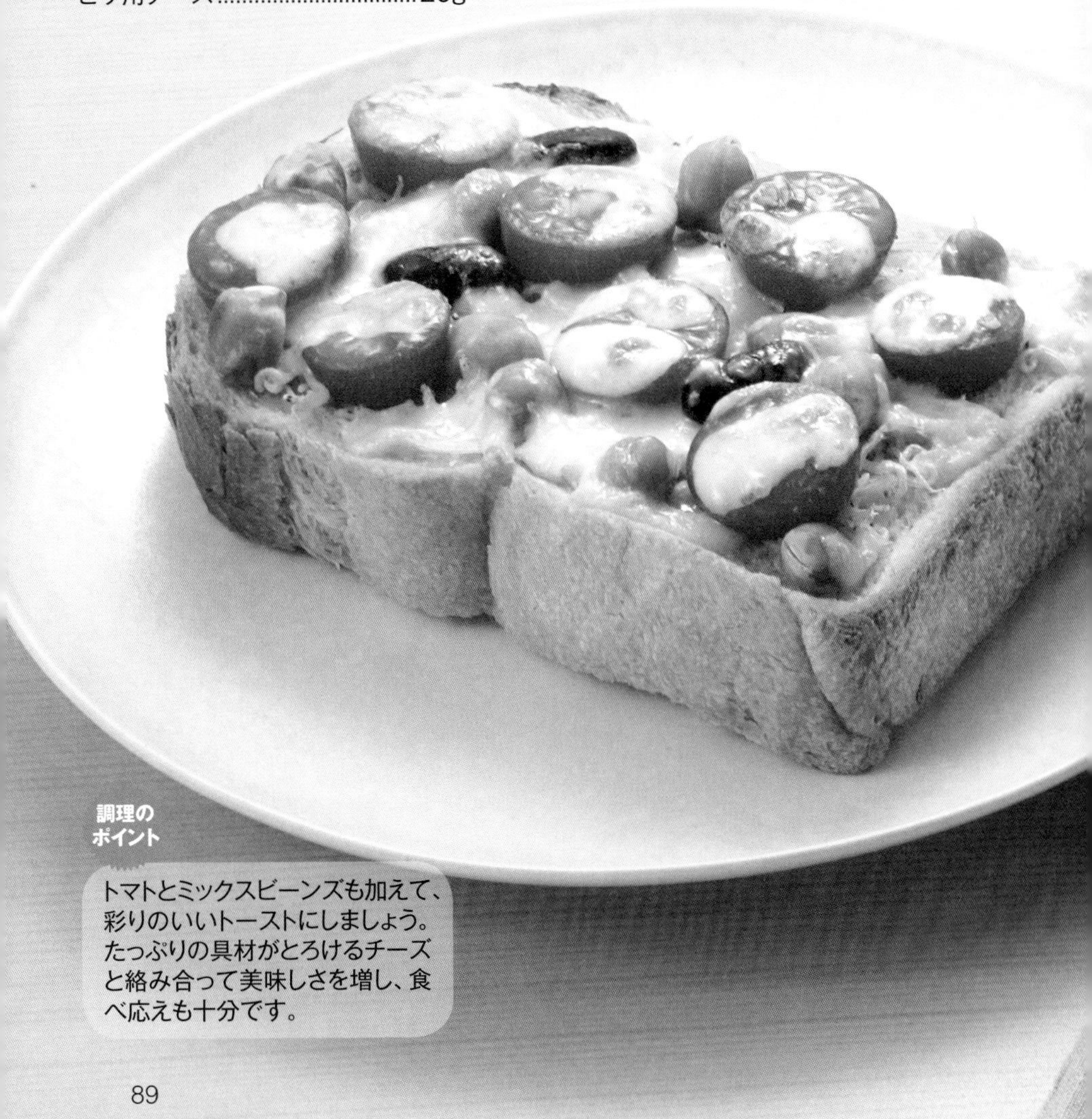

調理のポイント

トマトとミックスビーンズも加えて、彩りのいいトーストにしましょう。たっぷりの具材がとろけるチーズと絡み合って美味しさを増し、食べ応えも十分です。

がん予防　美肌効果　白内障予防　血液サラサラ

14日目（日曜日）

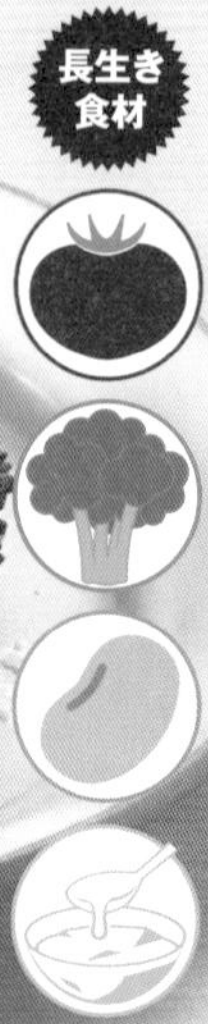

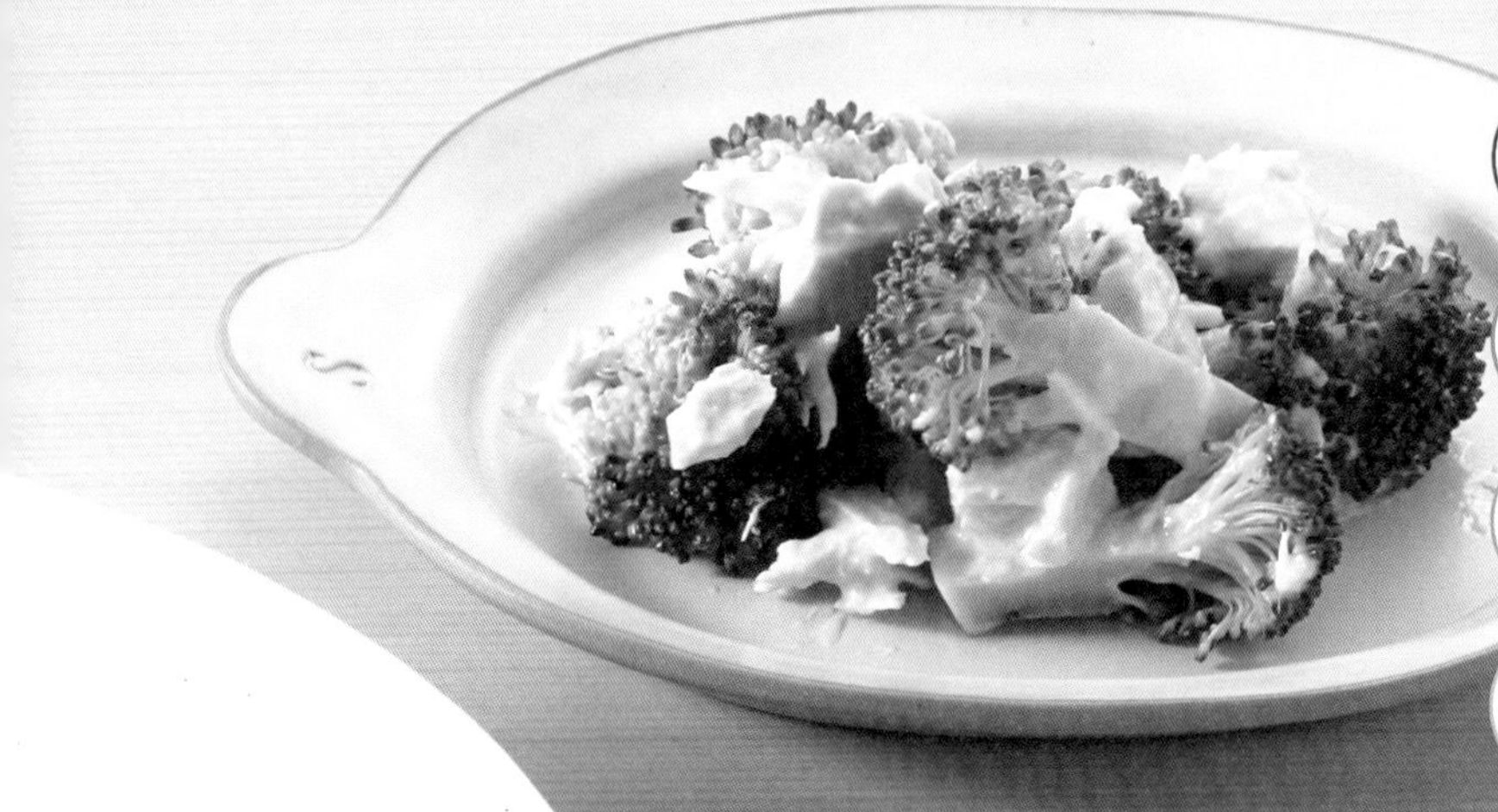

ヨーグルトはデザートとしてそのまま食べるだけでなく、サラダのドレッシングにも活用。加熱しても腸内細菌を整える作用は変わらないので、肉料理の味付け、シチューやリゾットのトッピングにするのもおすすめです。

ドレッシングにしてヨーグルトの乳酸菌を

ブロッコリーのツナサラダ

材料（1人分）

ブロッコリー……40g
ツナ缶……50g
A
- **ヨーグルト**（無糖）……大さじ1
- 酢……小さじ1
- 塩・コショウ……各少々

作り方

1 ブロッコリーは小房に分ける。耐熱皿にのせて水少々（分量外）をふり、ラップをかけて、電子レンジ600Wで約40秒加熱する。
2 ツナにAを加えて混ぜ、ブロッコリーにかける。

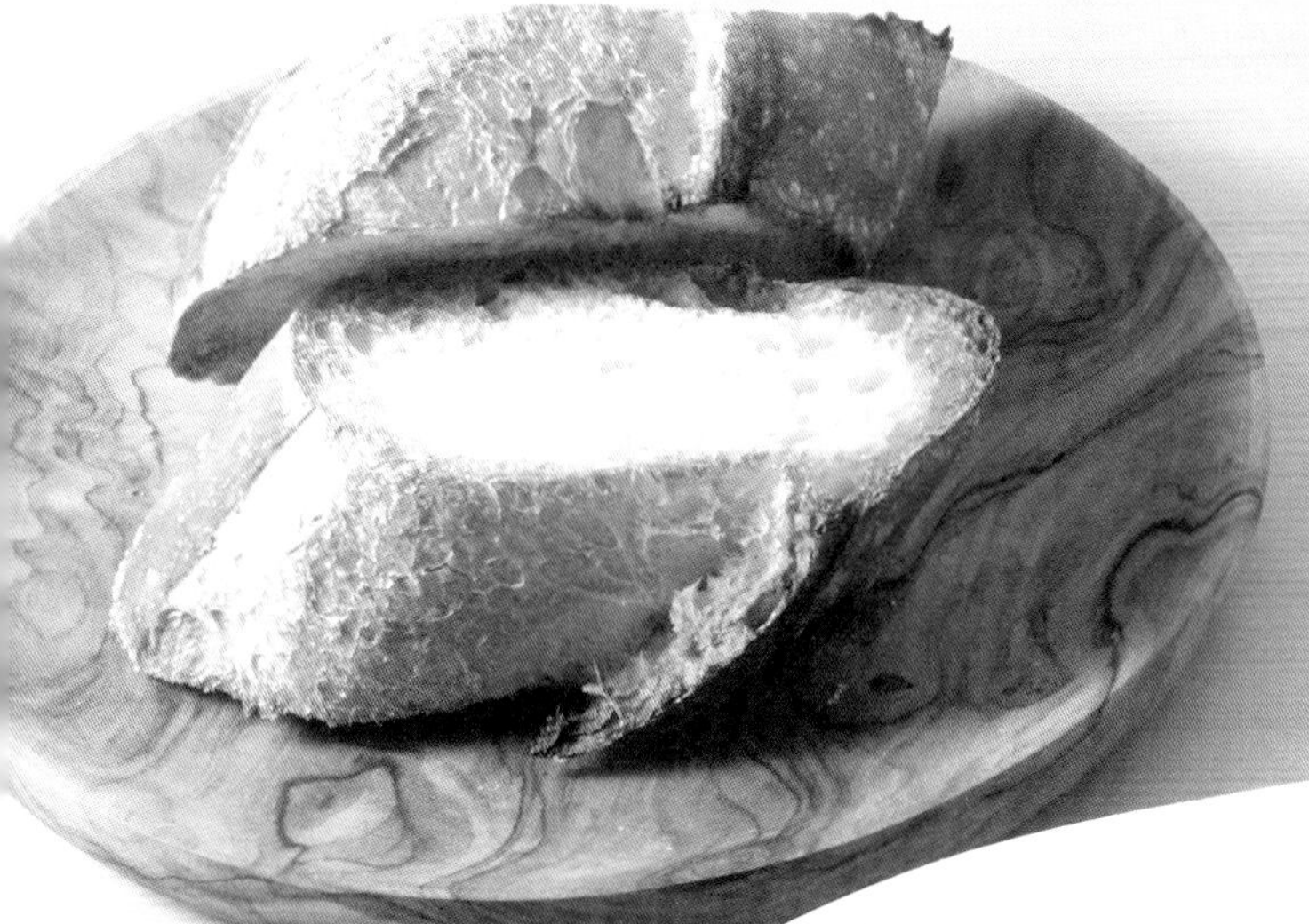

水溶性ビタミンをスープでまるごと

ミネストローネ

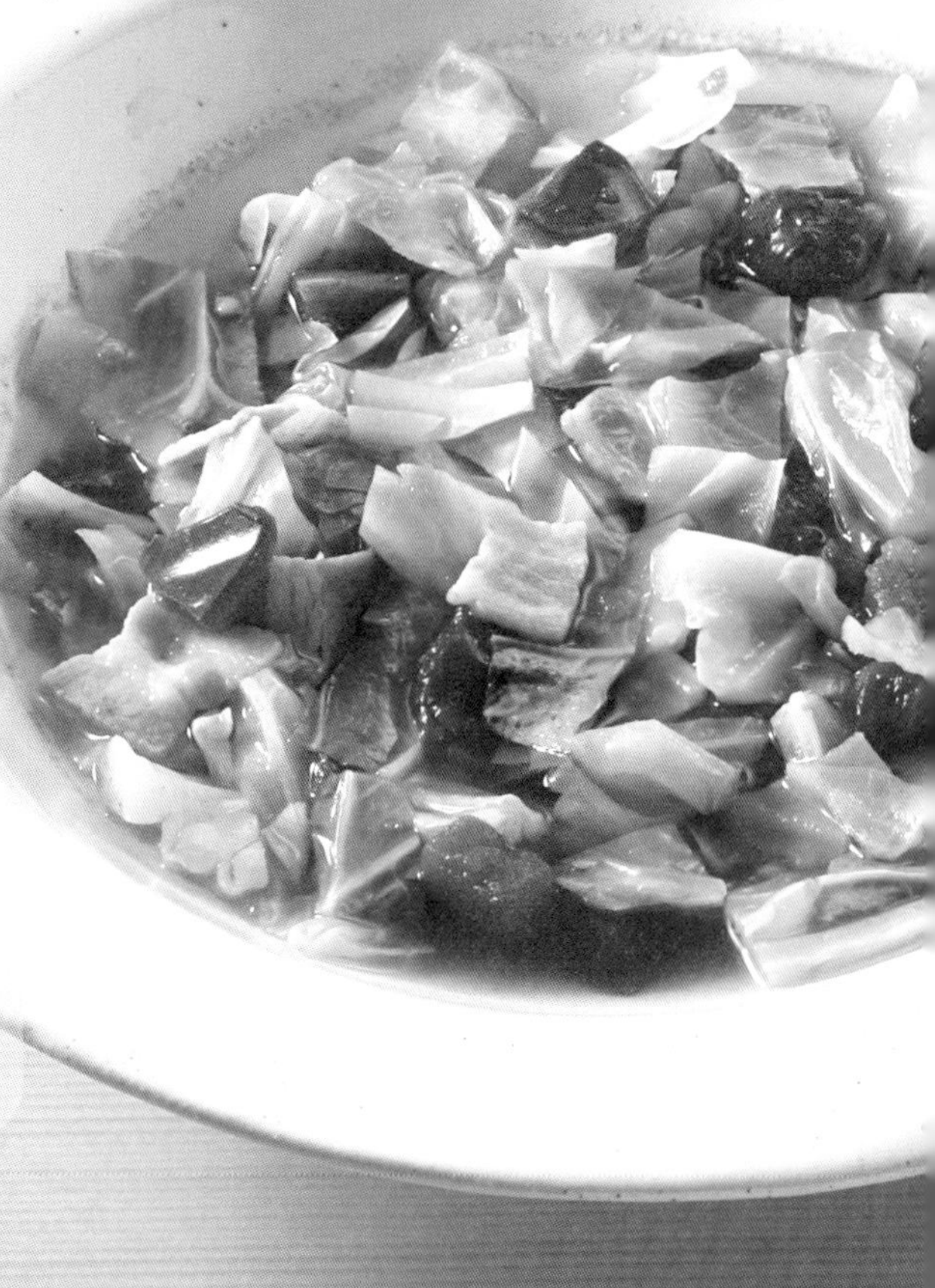

材料（1人分）

トマト……………………………小1個
キャベツ ………………1枚（50g）
ベーコン………………………………1枚
大豆（ドライパック） ……… 30g
水…………………………………150ml
コンソメ………………………1/4個
塩・コショウ…………………各少々

作り方

1 トマト、キャベツ、ベーコンは1センチ角に切る。
2 鍋に水、コンソメ、1を入れて煮る。
3 キャベツがやわらかくなったら、塩・コショウで味をととのえる。

調理のポイント

トマトやキャベツ、大豆など、たくさんの食材を、1皿で味わうことができるミネストローネです。シンプルなコンソメ味をトマトの酸味が引き立てます。

Column
コラム

漢方的1週間の食養生

3章でご紹介した献立は、漢方医学的な見地も交えながら、1週間を元気で健康に過ごせるように組み立てています。曜日ごとのポイントを簡単にお伝えしましょう。

週の始まり、月曜日は精神的ストレスが最も大きい日。タンパク質からトリプトファンをとり、ストレスを和らげましょう。トリプトファンは、体の中で幸せホルモンと呼ばれるセロトニンに変わります。

精神的ストレスが少し和らぐ火曜日は、1週間を過ごすためのエネルギーを補う日。具体的には、トマトやなすなどの夏野菜、アブラナ科の食品をとりましょう。

水曜日は、精神的ストレスに代わって肉体的ストレスが増えてくる日。体の中で固まっているものをほぐしてくれる塩辛い食品（魚、貝、海藻類）がおすすめ。豆類も積極的にとりたい日です。

肉体的ストレスが蓄積してくる木曜日は、肝臓と筋肉に作用する酸っぱい食品で体をととのえましょう。具体的には、きのこ、発酵食品、にら、山菜類、こんにゃくなど。

肉体的ストレスが最も大きい金曜日。ねぎなどの辛い食品は、悪いものを払いのけ、エネルギーを体に行きわたらせてくれます。白い食品（高野豆腐）もおすすめです。

週末は、しっかり胃腸を休めます。足りないものを補うとされる、甘い食品がポイント。ドライフルーツからビタミンやミネラルをとることで、心と体を回復させます。

第4章

まとめて作って
ずっと美味しい!
作りおきおかず

常備しておけば、いつでも安心。
毎日の朝ごはんに、長生き食材がある暮らしへ。
アレンジしながら美味しく食べて健康アップ!

骨粗鬆症予防　がん予防　コレステロール値を下げる　美肌効果　血圧を下げる　抗酸化

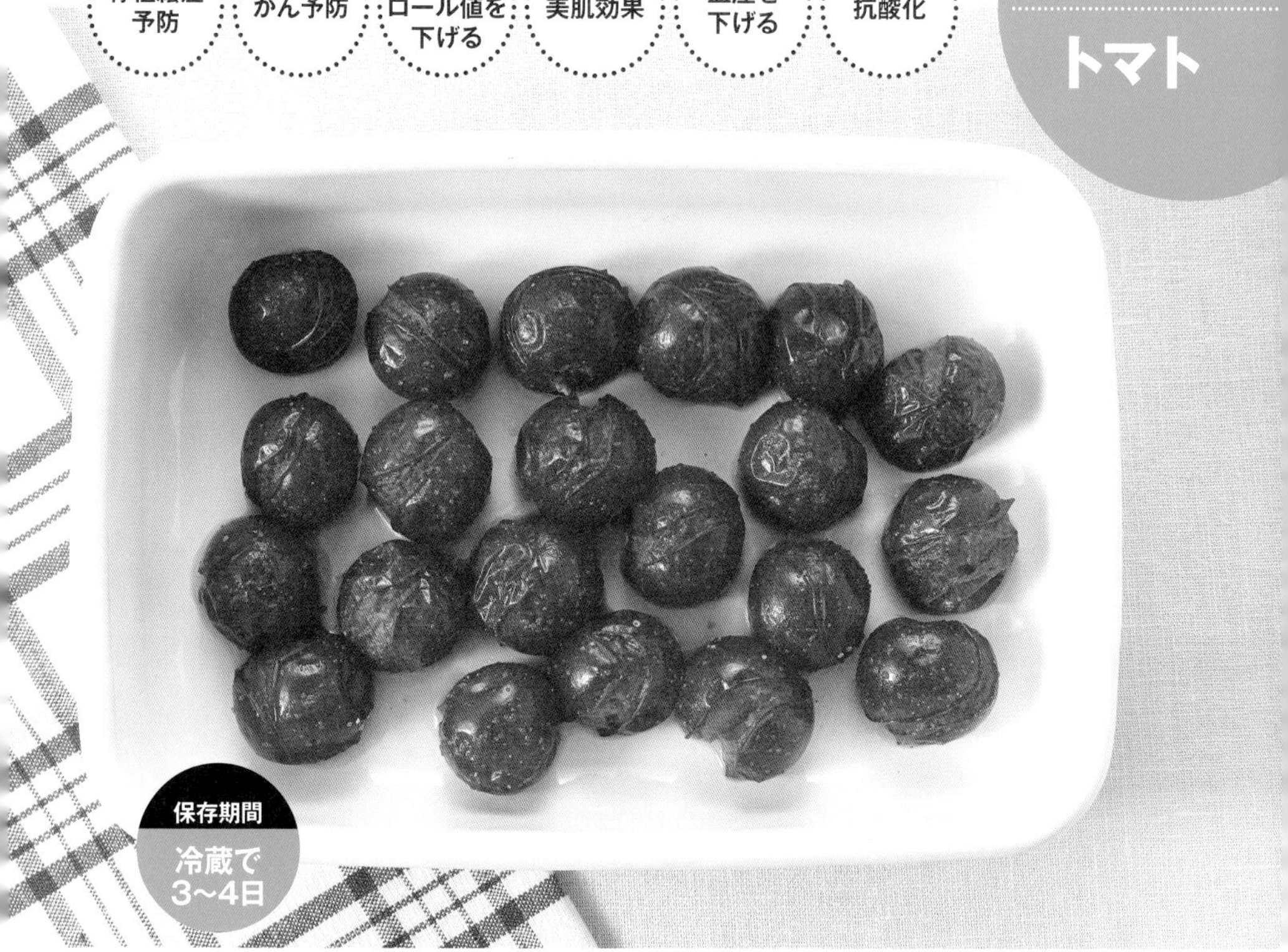

保存期間
冷蔵で3〜4日

オイル+加熱でリコピン吸収率アップ

ミニトマトのオーブン焼き

材料（4人分）

ミニトマト……1パック
オリーブオイル……大さじ1
塩・コショウ
（またはハーブソルト）……各少々

作り方

1　耐熱皿にヘタを取ったミニトマトを並べる。
2　塩・コショウ、オリーブオイルをかけて、オーブントースターで約8分焼く。

★肉料理、魚料理の付け合わせとして。
★サラダやコンソメスープのトッピングに。

ポイント

リコピンは、油と一緒に調理すると吸収しやすくなります。また、熱に強いので加熱する料理に向いています。オリーブオイルは、安心して加熱料理に使いましょう。太陽の日差しから肌を守りたいときにうってつけの料理です。

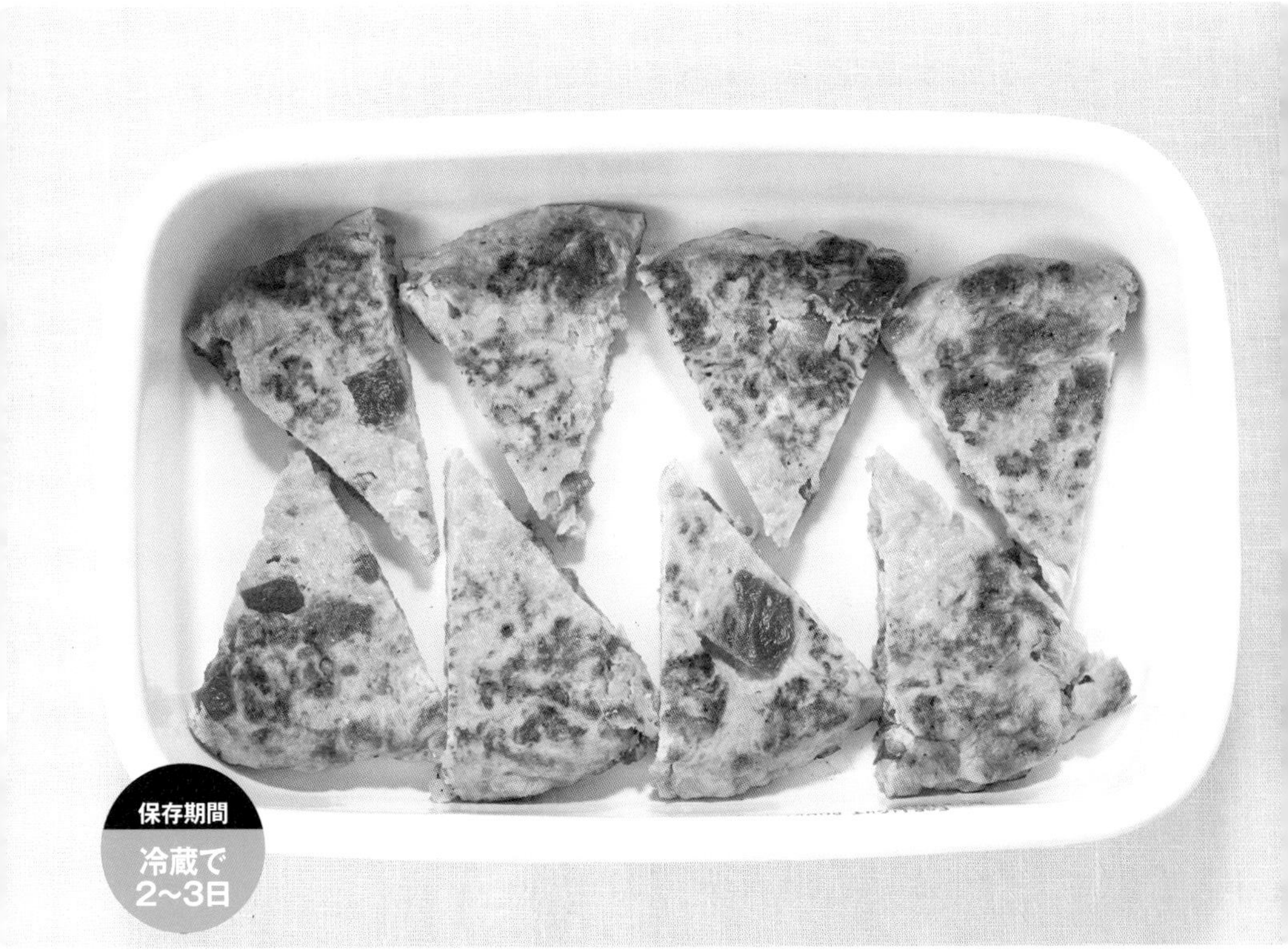

保存期間
冷蔵で
2~3日

卵のタンパク質をプラスして

トマトのイタリア風オムレツ

材料（4人分）

トマト……小2個
たまねぎ……1/2個
バジル……2枝
にんにく……2片
オリーブオイル……大さじ1
卵……3~4個
粉チーズ……大さじ3
塩･コショウ……各少々

ポイント

リコピンは、にんにく、たまねぎと一緒に調理するとより吸収しやすくなります。卵は、タンパク質を約13%含み、ルテイン、亜鉛、銅、セレン、ビタミンなど栄養素を豊富に含んだバランスの良い食材です。

作り方

1 トマト、バジルはざく切りに、にんにく、たまねぎはみじん切りにする。
2 フライパンにオリーブオイル大さじ1/2を入れ、にんにく、たまねぎを弱火で炒める。香りが立ったら中火にし、トマトとバジルを入れてさっと混ぜ、塩･コショウで味をととのえる。
3 溶き卵に粉チーズを入れる。
4 フライパンに残りのオリーブオイルを入れ、3を加え混ぜ、焼き色がつくまで片面3~4分ずつ焼く。

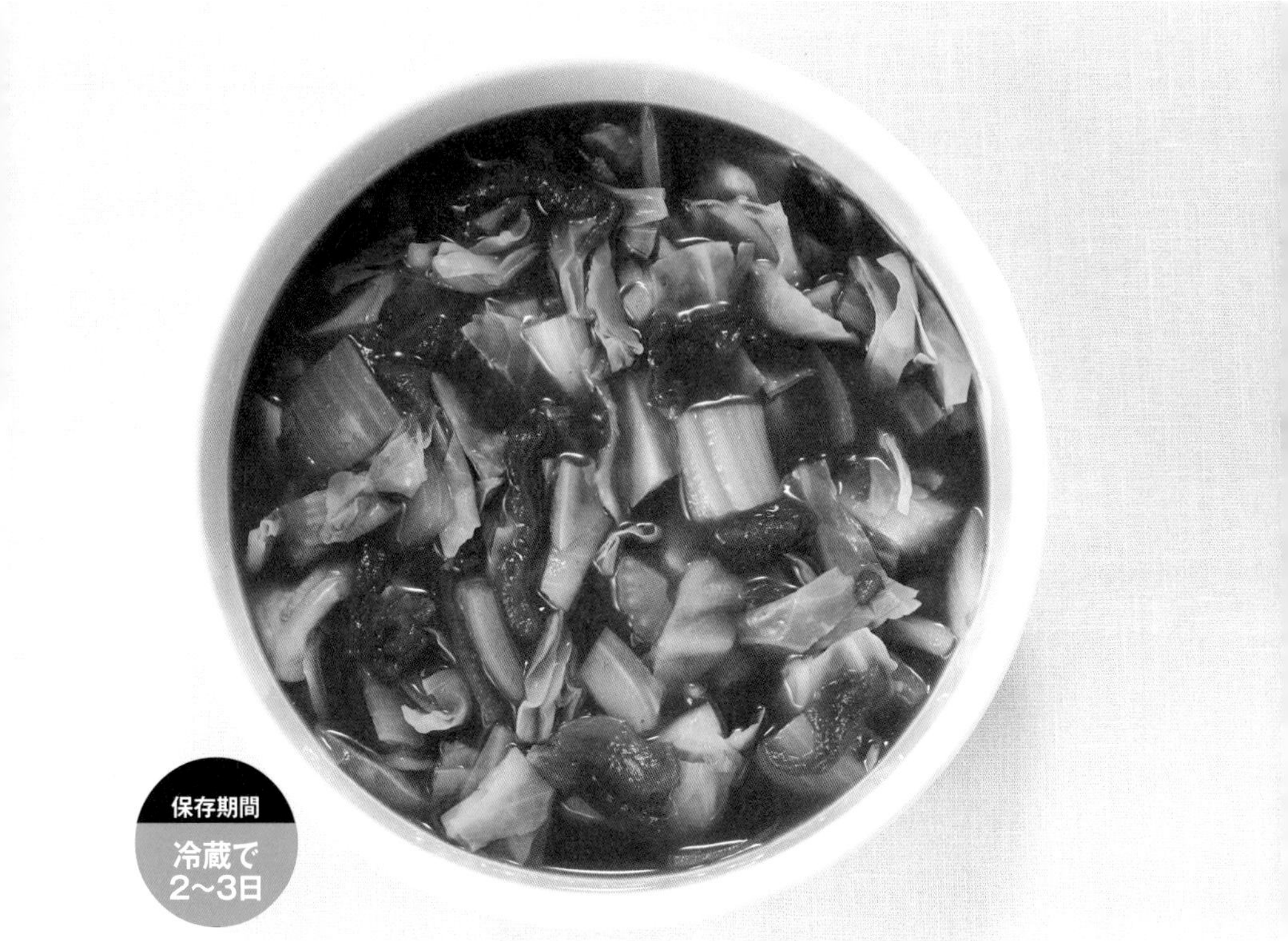

保存期間
冷蔵で
2～3日

栄養を逃さずとって抗酸化作用アップ

トマトたっぷり野菜スープ

材料（作りやすい分量）

ホールトマト缶…………………………1缶
セロリ…………………………………1本
キャベツ…………………………1/4個
たまねぎ………………………………1個
水………………トマト缶2杯分（800ml）
コンソメ………………………………1個
コショウ………………………………少々

作り方

1　セロリ、キャベツ、たまねぎはざく切りにする。
2　大きめの鍋にホールトマトをつぶし、1とコンソメ、水を入れて煮る。
3　コショウで味をととのえる。

★お好みでタバスコやにんにくを加えていただく。
★2日目以降、煮詰まって汁気が少なくなったら料理の付け合わせにも◎。

ポイント

リコピンは、缶詰のほうが豊富に含まれています。たまねぎに含まれる有機硫黄化合物は、❶コレステロールを下げ、❷血液をサラサラにし、❸ビタミンB_1の吸収を助けてくれます。

がん予防　白内障予防　抗酸化　血液サラサラ

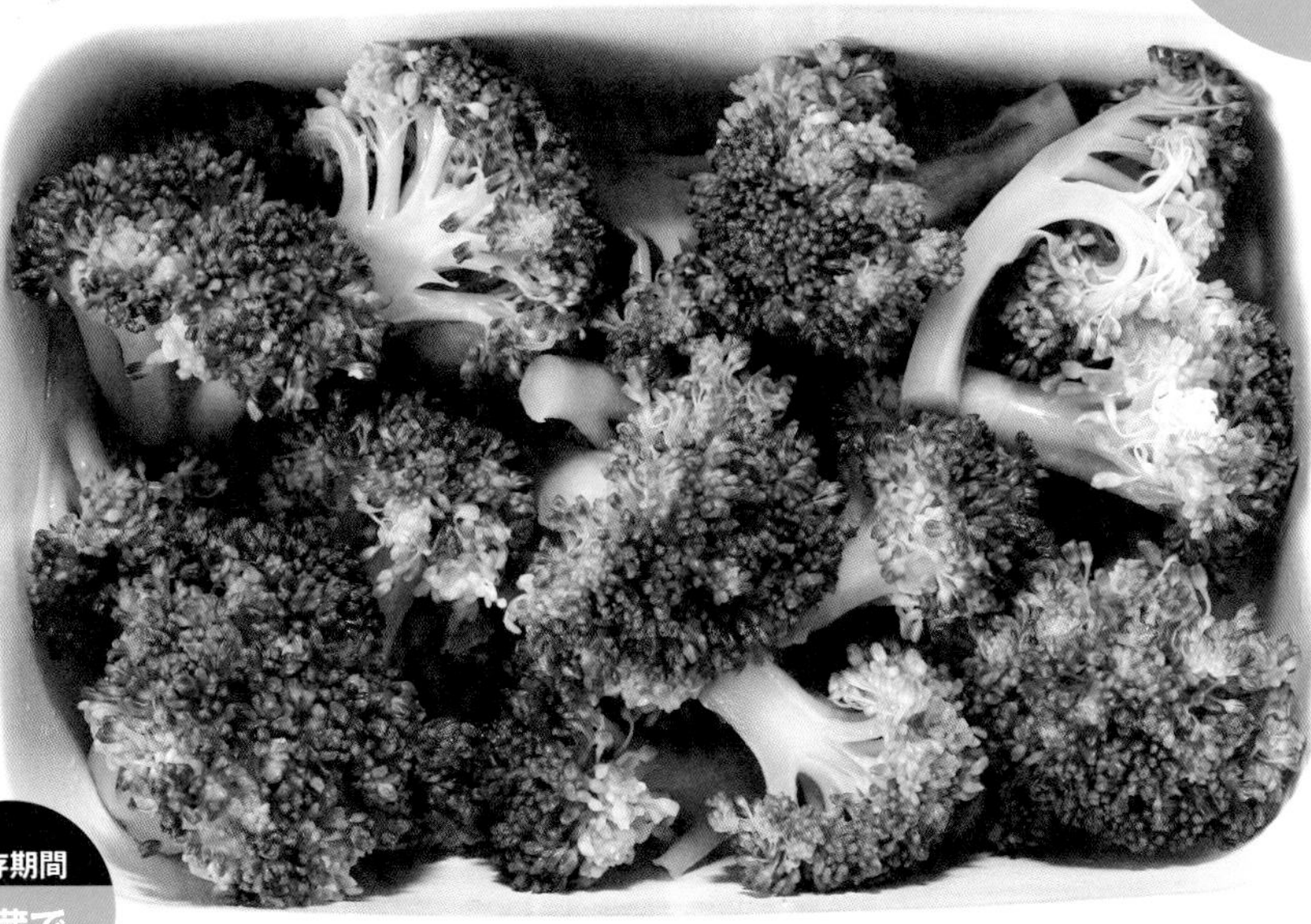

保存期間
冷蔵で
3〜5日

美肌を目指す、あと1品の副菜として

ブロッコリーのおひたし

材料（4人分）

ブロッコリー ……………… 1/2株

A
- 麺つゆ（3倍濃縮）………… 大さじ2
- 水 ………………………… 大さじ4

作り方

1 ブロッコリーは軸から先に熱湯に入れ、30秒ほどさっとゆでる。

2 小房に分け、熱いうちに、合わせたAにつける。

ポイント

ブロッコリーのつぼみに含まれるスルフォラファンは熱に弱いので、さっと湯通ししましょう。しかし、ビタミンCは熱でなくなることはありませんので、ビタミンCをとりたいときは、安心して加熱料理に活用しましょう。

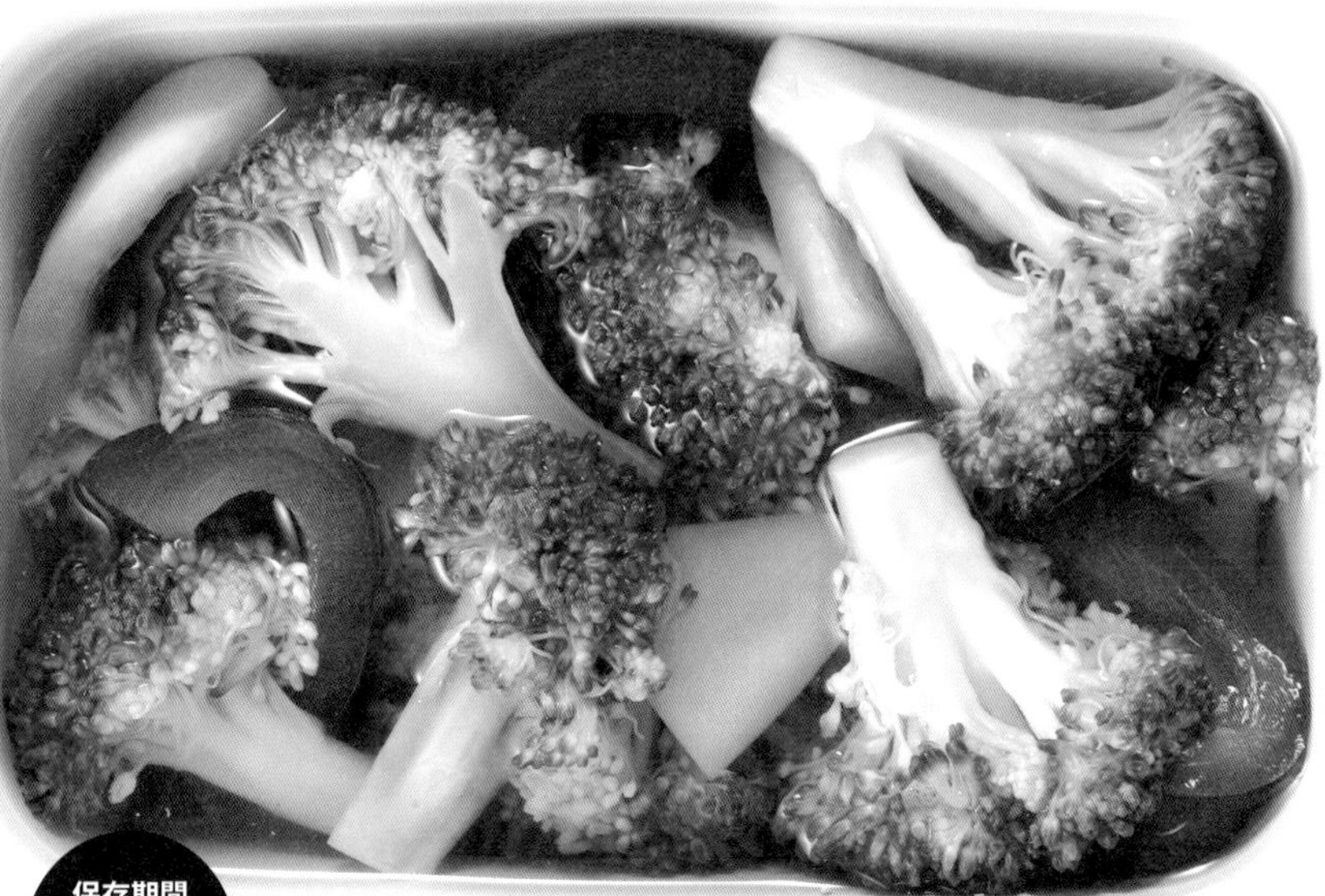

保存期間
冷蔵で
3〜4日

酸味を効かせて疲れを吹き飛ばす

ブロッコリーのピクルス

材料（4人分）

ブロッコリー……1/2株
お好みの野菜（パプリカなど）……適量
塩……少々
A
- 酢……大さじ5
- 水、砂糖……各大さじ1
- ローリエ（お好みで）……1枚

にんにく（お好みで）……1片
鷹の爪（お好みで）……1〜2本
粒コショウ（お好みで）……10粒程度

作り方

1 ブロッコリーは軸から先に熱湯に入れ、さっとゆでる。水を切って小房に分ける。その他の野菜は、食べやすい大きさに切り、塩をふっておく。
2 Aを小鍋に入れ、火にかける。沸騰したらにんにく、鷹の爪、砕いた粒コショウを加える。
3 あら熱がとれたら、1の野菜をつけ込む。

ポイント
酢を加えることでビタミンCの酸化を防いでくれます。鷹の爪、粒コショウの辛味もフィトケミカルとして働きます。サラダにトッピングして、温泉卵をのせていただくなど、卵と一緒にとるのが◎。

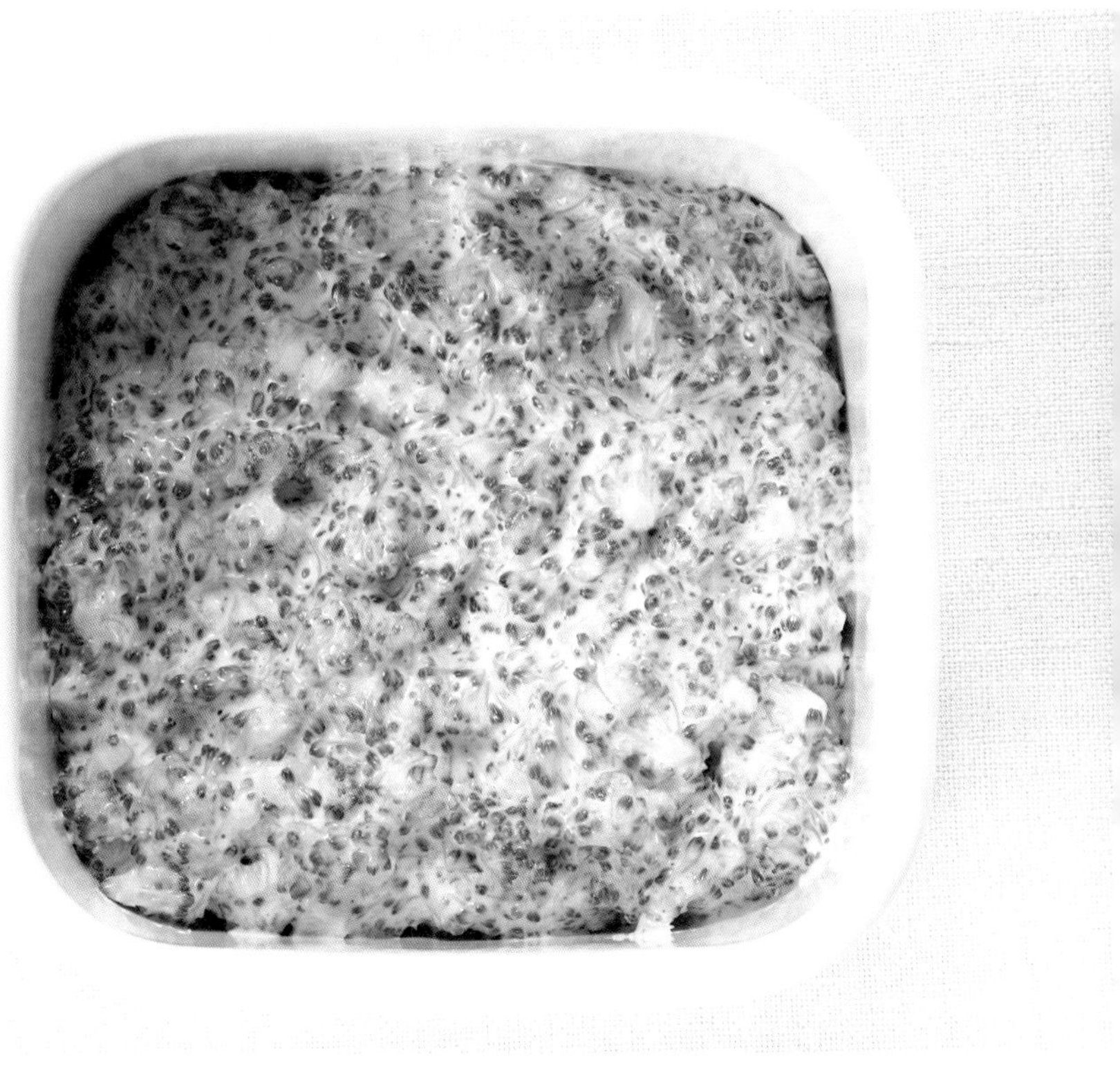

保存期間
冷蔵で
3〜4日

マヨネーズと合わせて免疫力アップ

ブロッコリーマヨネーズ

材料（2人分）

ブロッコリー（つぼみの部分）........3房
マヨネーズ 大さじ5

作り方

1 生のブロッコリーのつぼみの部分だけを切り落とす。
2 マヨネーズと和える。

★お好みの野菜につけていただく。
★マヨネーズの割合を減らして（大さじ3程度）、そのままブロッコリーサラダとして食べてもOK。

ポイント

ブロッコリーに含まれるグルコシノテートは、マヨネーズを合わせるとより吸収しやすくなります。抗酸化作用がありますから、心と体を元気にしてくれます。

免疫力アップ
腸内環境を整える
血糖値を下げる
コレステロール値を下げる
血圧を下げる
肥満防止

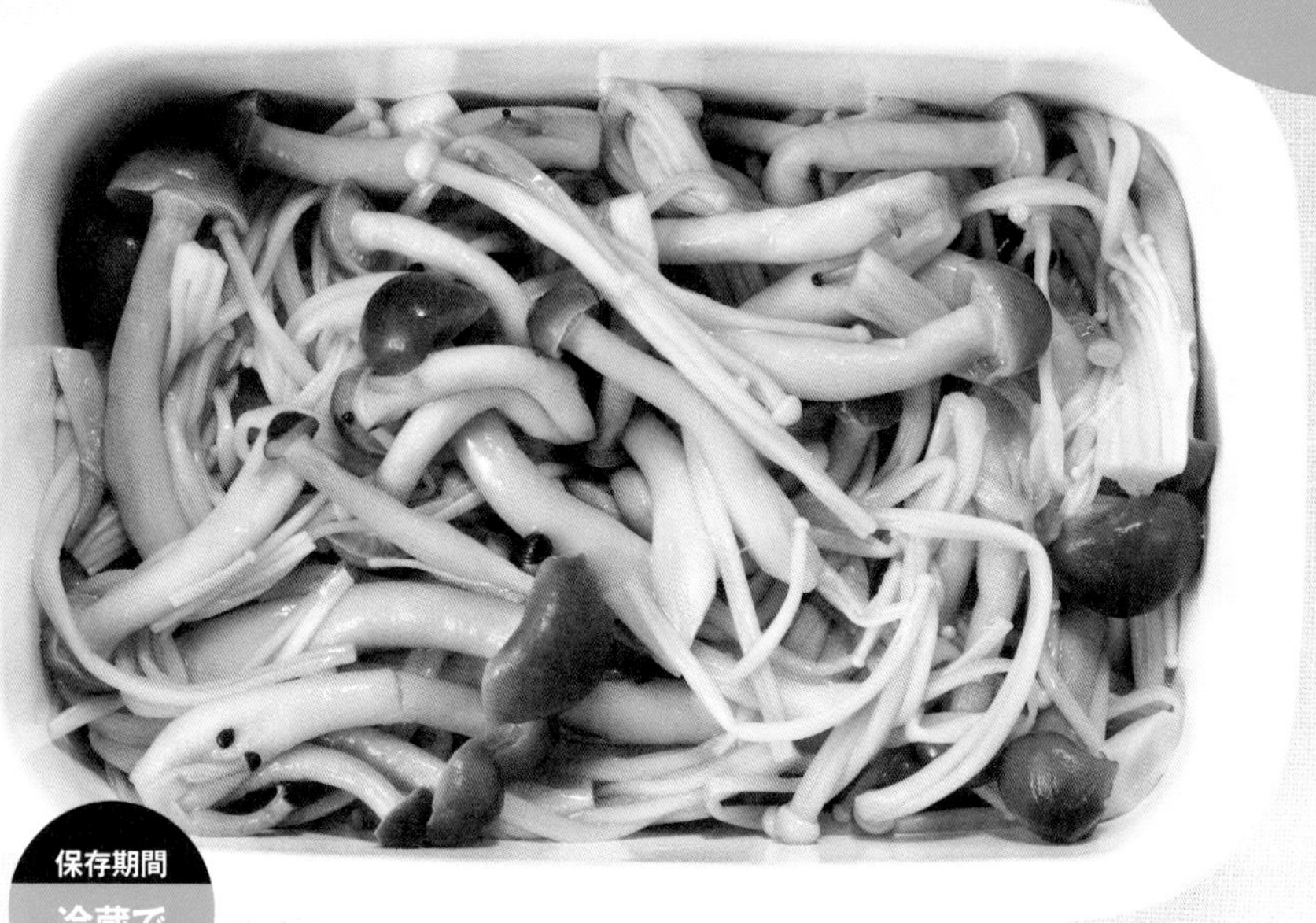

保存期間
冷蔵で3〜4日

きのこのβグルカンで免疫を活性化

きのこの常備菜

材料（作りやすい分量）

きのこ（えのきだけ、しめじなど）……………………………合わせて約300g
麺つゆ（3倍濃縮）…………………大さじ4

作り方

1 きのこは食べやすい大きさにほぐし、耐熱皿にのせてラップをかける。電子レンジ600Wで約5分加熱する。
2 熱いうちに麺つゆにつける。

ポイント

腸活に最適な1品です。ただし、加熱しすぎると苦味成分が増えますので注意してください。きのこのβグルカンを毎日とることで、免疫力がアップし、健康な体を維持することができます。

きのこの常備菜のアレンジ

スープ

熱湯を注ぐだけの即席スープ。塩、コショウ、酢などを加えてアレンジすれば、飽きずにいただけます。

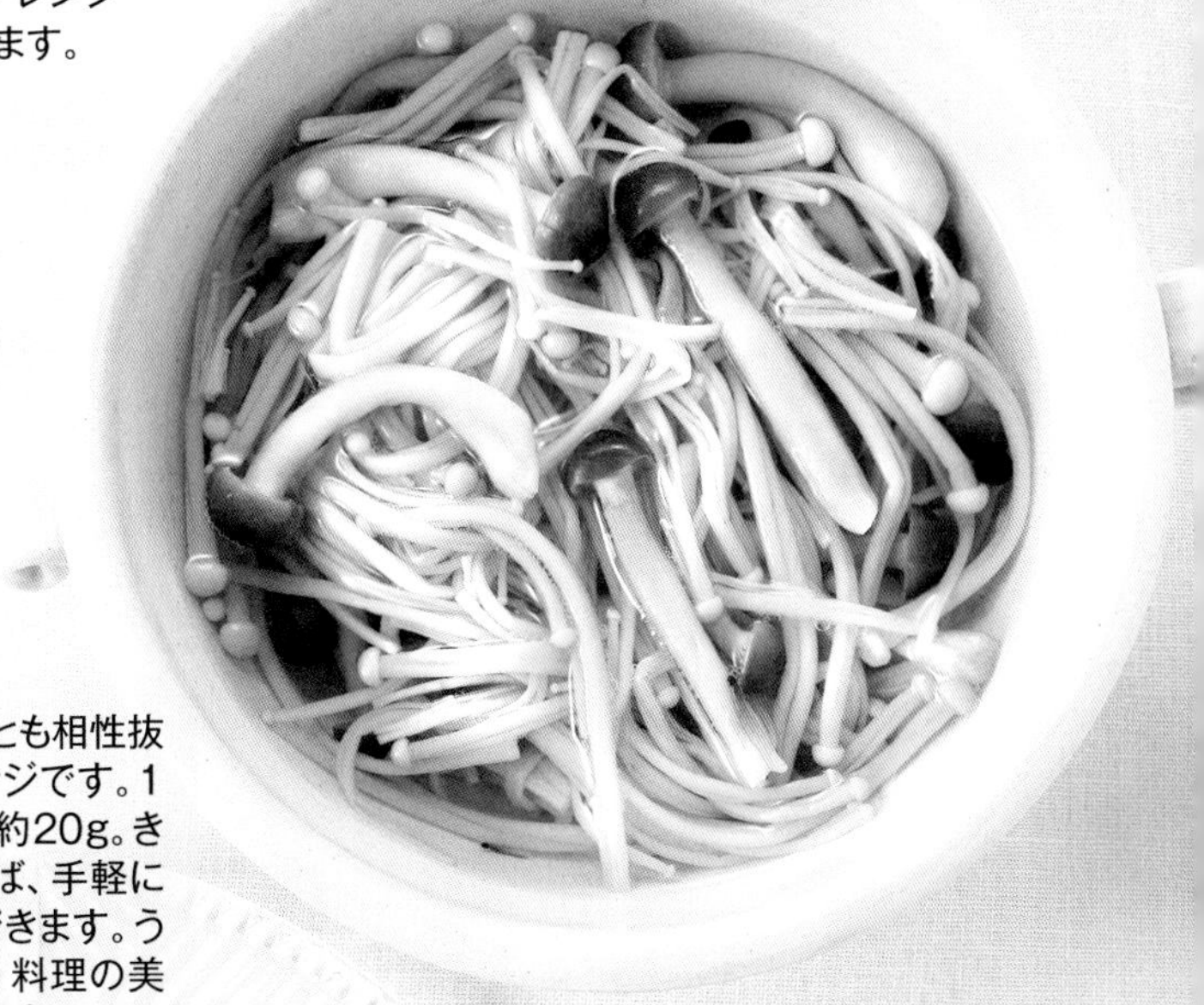

ポイント

トーストや卵かけごはんとも相性抜群で、おすすめのアレンジです。1日に必要な食物繊維は、約20g。きのこ常備菜を活用すれば、手軽に食物繊維をとることができます。うま味成分グアニル酸で、料理の美味しさがさらにアップします。

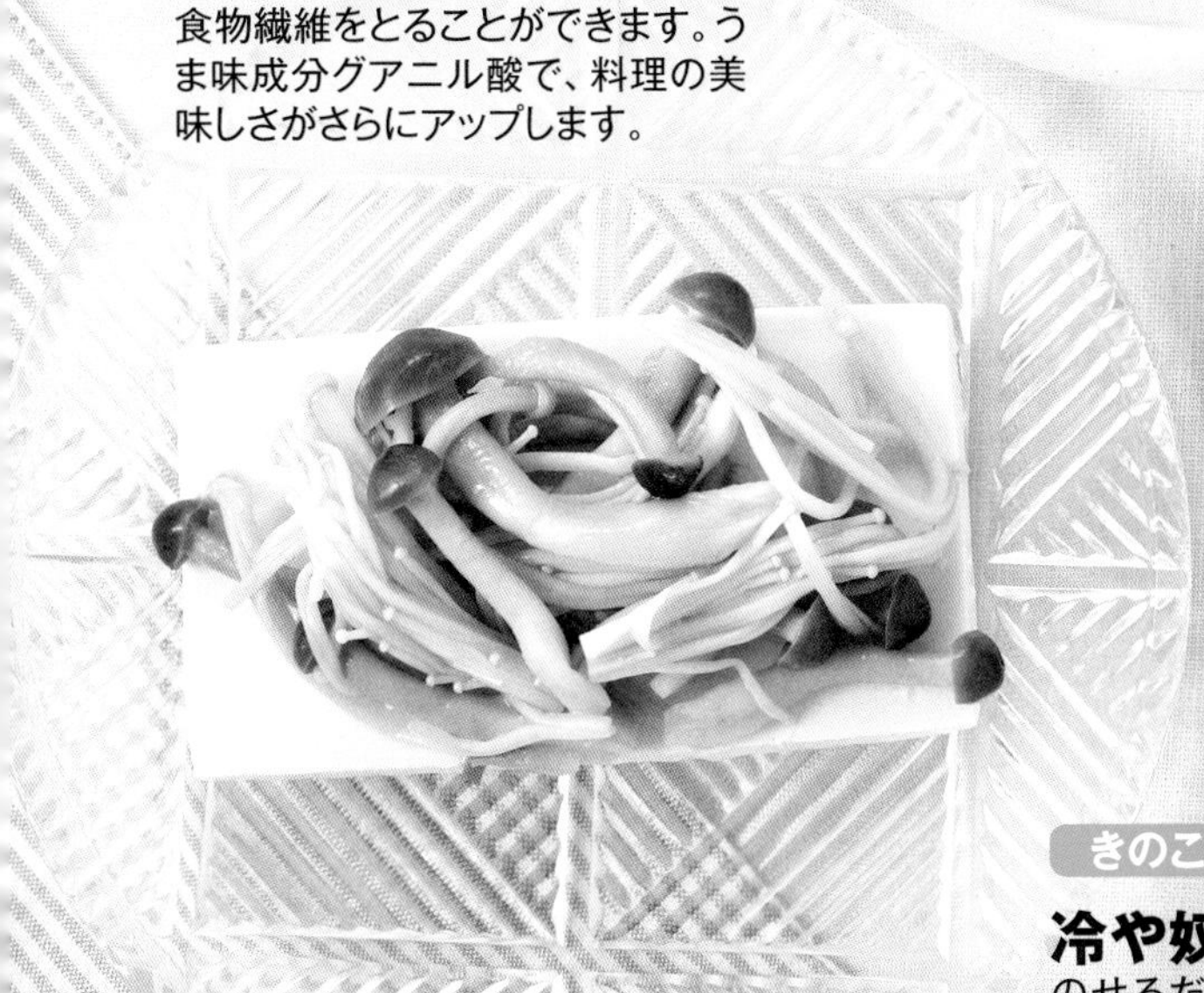

きのこの常備菜のアレンジ

冷や奴

のせるだけで、いつもとひと味違う冷や奴が完成します。食べ応えもあるので、副菜として活用しましょう。

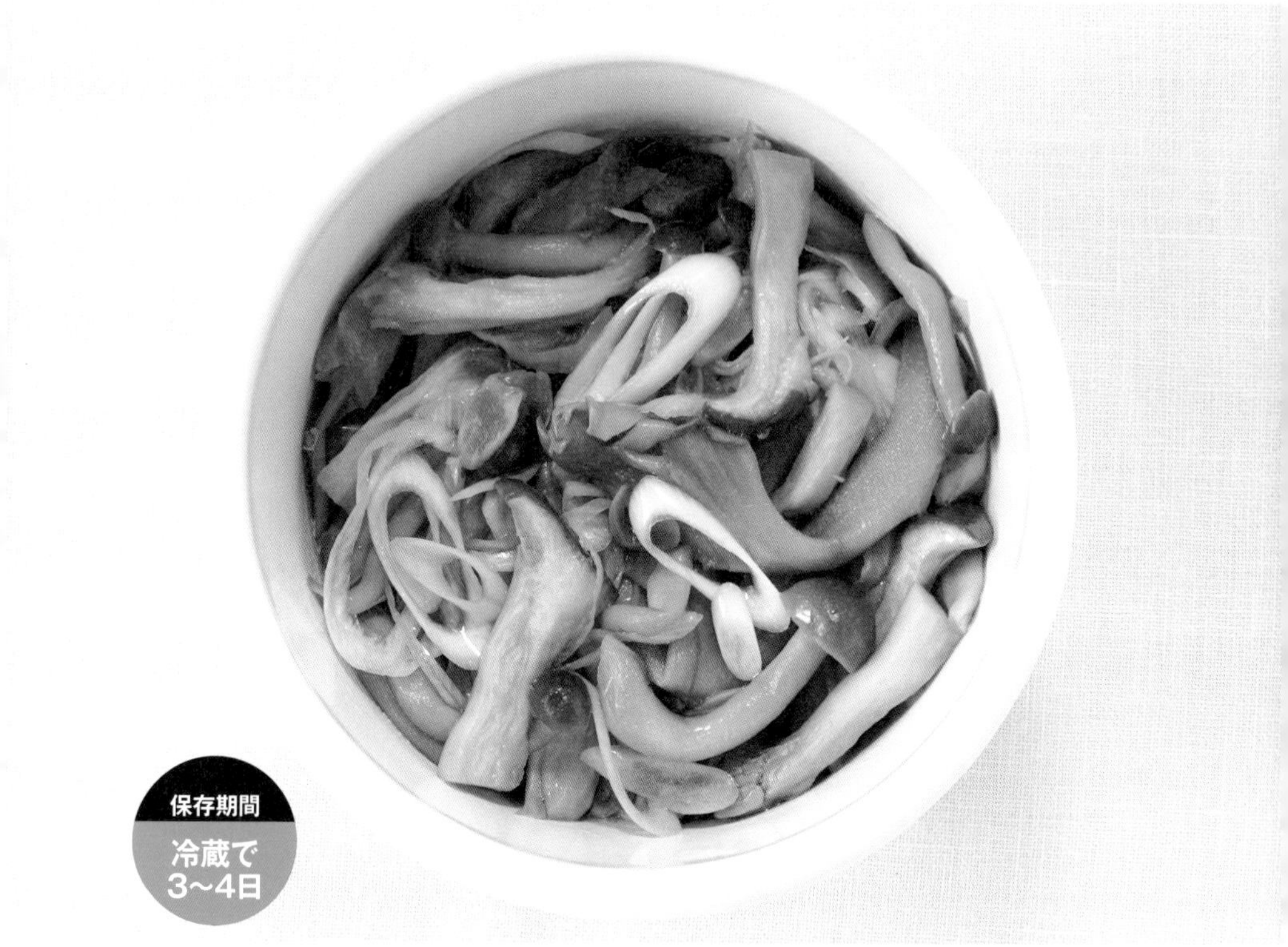

保存期間
冷蔵で3〜4日

ごま油で風味を添えて食欲増進

いろいろきのこの中華マリネ

材料（4人分）

きのこ（エリンギ、しめじ、まいたけなど）
……………………合わせて約300g
長ねぎ……………………………1本

A
- 醤油……………………大さじ2
- 酢………………………大さじ2
- 砂糖……………小さじ1と1/2
- ごま油…………小さじ1と1/2
- コショウ…………………少々

作り方

1. きのこは食べやすい大きさに切る。耐熱皿にのせて、電子レンジ600Wで約5分加熱する。
2. 長ねぎは斜め薄切りにする。
3. 1が熱いうちに、2の長ねぎとAを入れて混ぜ合わせる。

ポイント
種類の違うきのこを使うことで、「噛む」ことの大切さがわかる1品です。「噛む」ことで脳を刺激して、認知症予防につながります。また、低カロリーで食物繊維を豊富にとることができます。

更年期障害改善　骨粗鬆症予防　血液サラサラ　がん予防　肥満防止

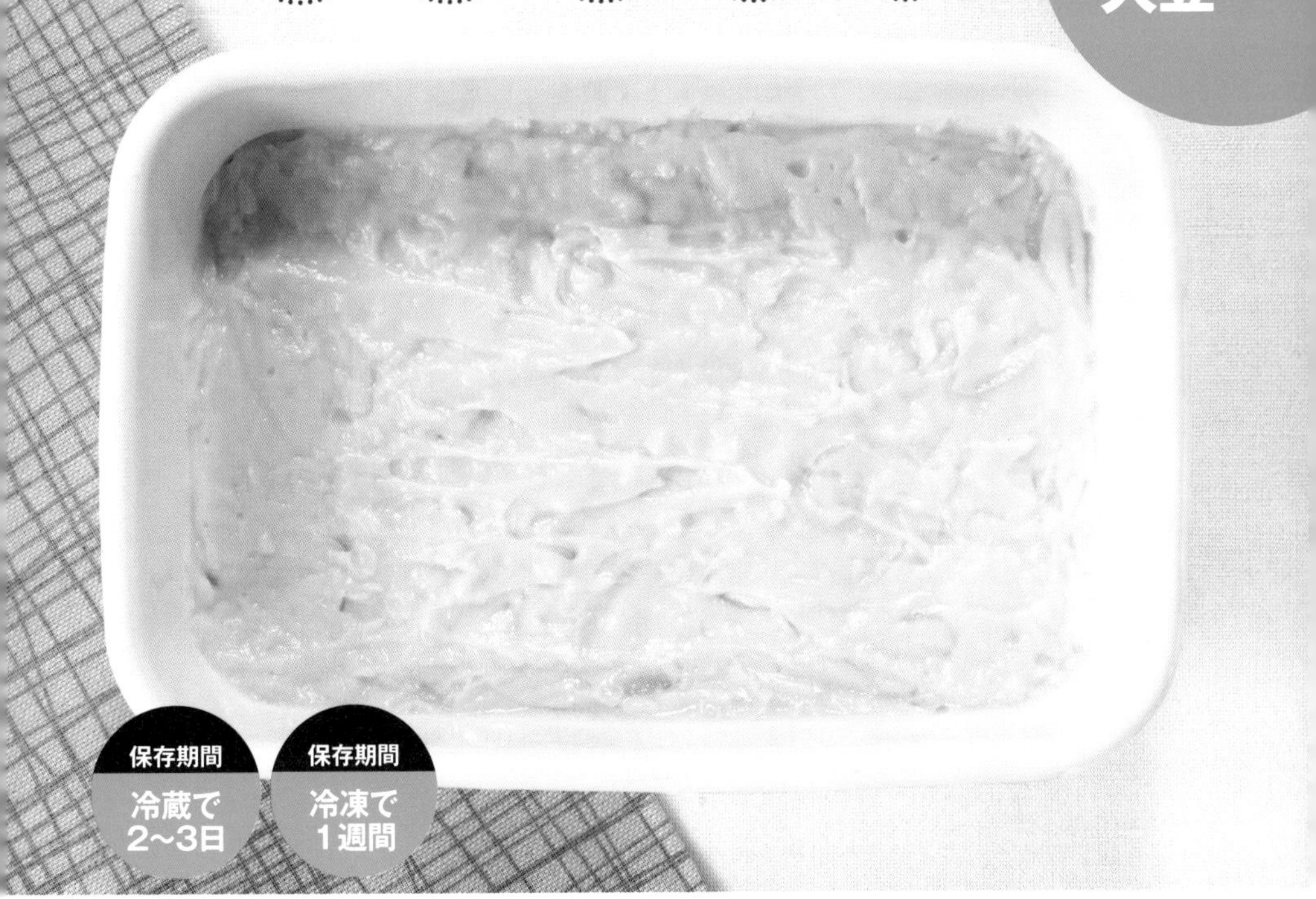

カロリーオフのソースで良質なタンパク質を

豆乳ホワイトソース

材料（作りやすい分量）

たまねぎ……1/2個
バター……大さじ2
小麦粉……大さじ2
豆乳……1カップ
塩・コショウ……各少々

ポイント

大豆のタンパク質、バターの脂質、小麦粉の炭水化物、とバランス良くとれるソースです。たまねぎはスライスした後、10分以上空気にさらすと有機硫黄化合物を活用することができます。

作り方

1　たまねぎを薄切りにする。フライパンにバターとたまねぎを入れ、たまねぎが透き通るまで弱火で炒める。
2　1に小麦粉を加えて、焦がさないように混ぜながら炒める。さらに豆乳を加えて溶きのばす。
3　塩・コショウで味をととのえる。

★ブロッコリーやきのこなどの長生き食材と組み合わせて、グラタンにしていただきましょう。具材をグラタン皿に盛り、豆乳ホワイトソースとチーズをかけてオーブントースターで10分ほど、焼き色がつくまで焼きます。

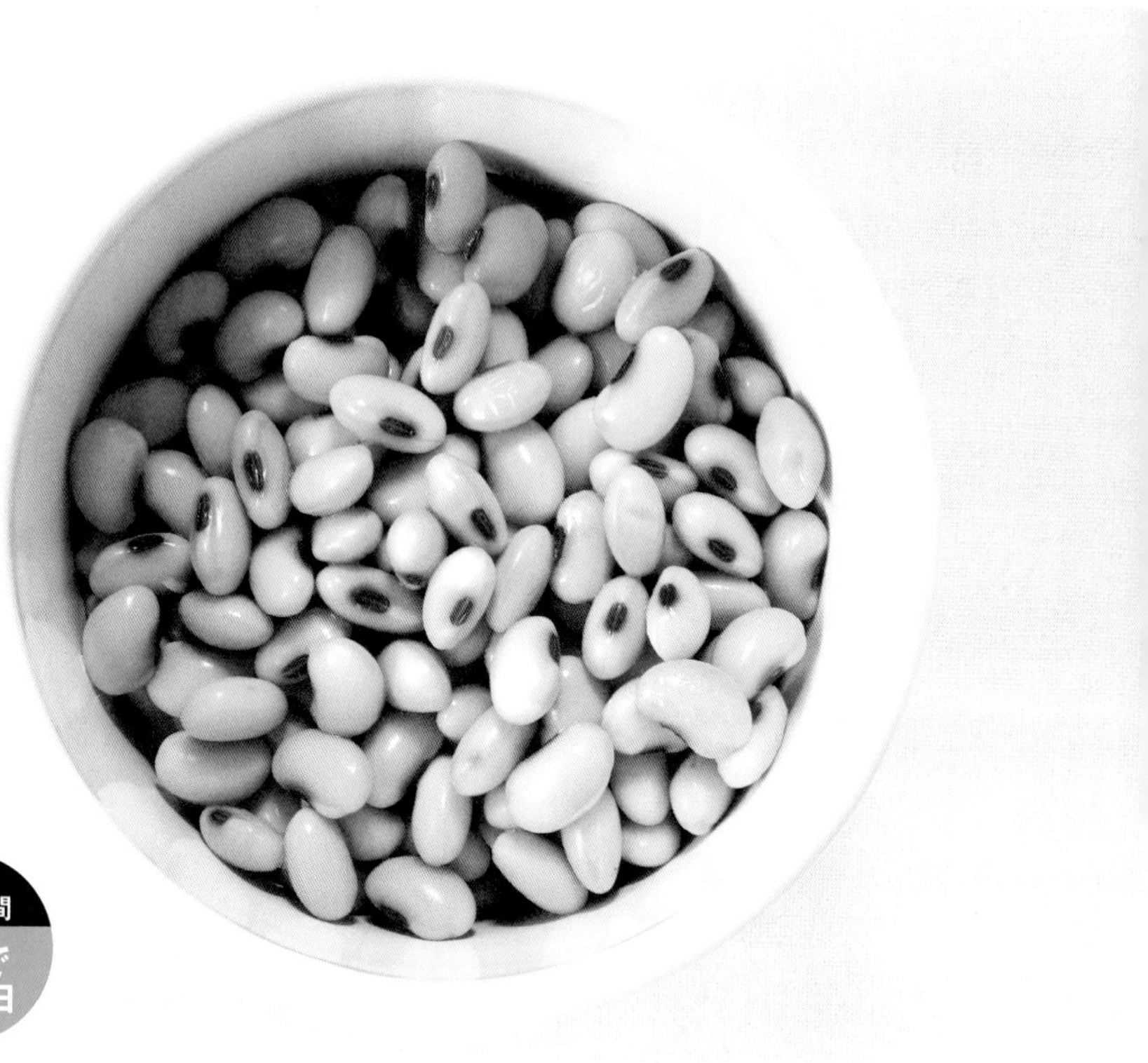

保存期間

冷蔵で
3〜4日

シンプルに大豆の健康パワーをとり込む

塩大豆

材料（作りやすい分量）

大豆（水煮）................................1カップ
塩...............................小さじ1〜1と1/2

ポイント

大豆のタンパク質、イソフラボン、食物繊維を効率良くとることができます。そのままいただくほか、煮物の具材や炒め料理、味噌汁の具など自由に活用しましょう。骨粗鬆症、脳卒中、心筋梗塞の予防におすすめです。

作り方

大豆に塩を加え、なじむまでしばらくおく。

《乾燥大豆から作る場合》

1 大きめの鍋に、乾燥大豆とたっぷりの水を入れ、沸騰させる。（水1ℓに対して塩、重曹を各小さじ1と1/2程度の割合で加えると、よりやわらかく仕上がる。）
2 沸騰したら火を止め、鍋ごと保温して一晩おく。
3 一晩おいたら再び沸騰させて、塩を加え、なじむまでしばらくおく。

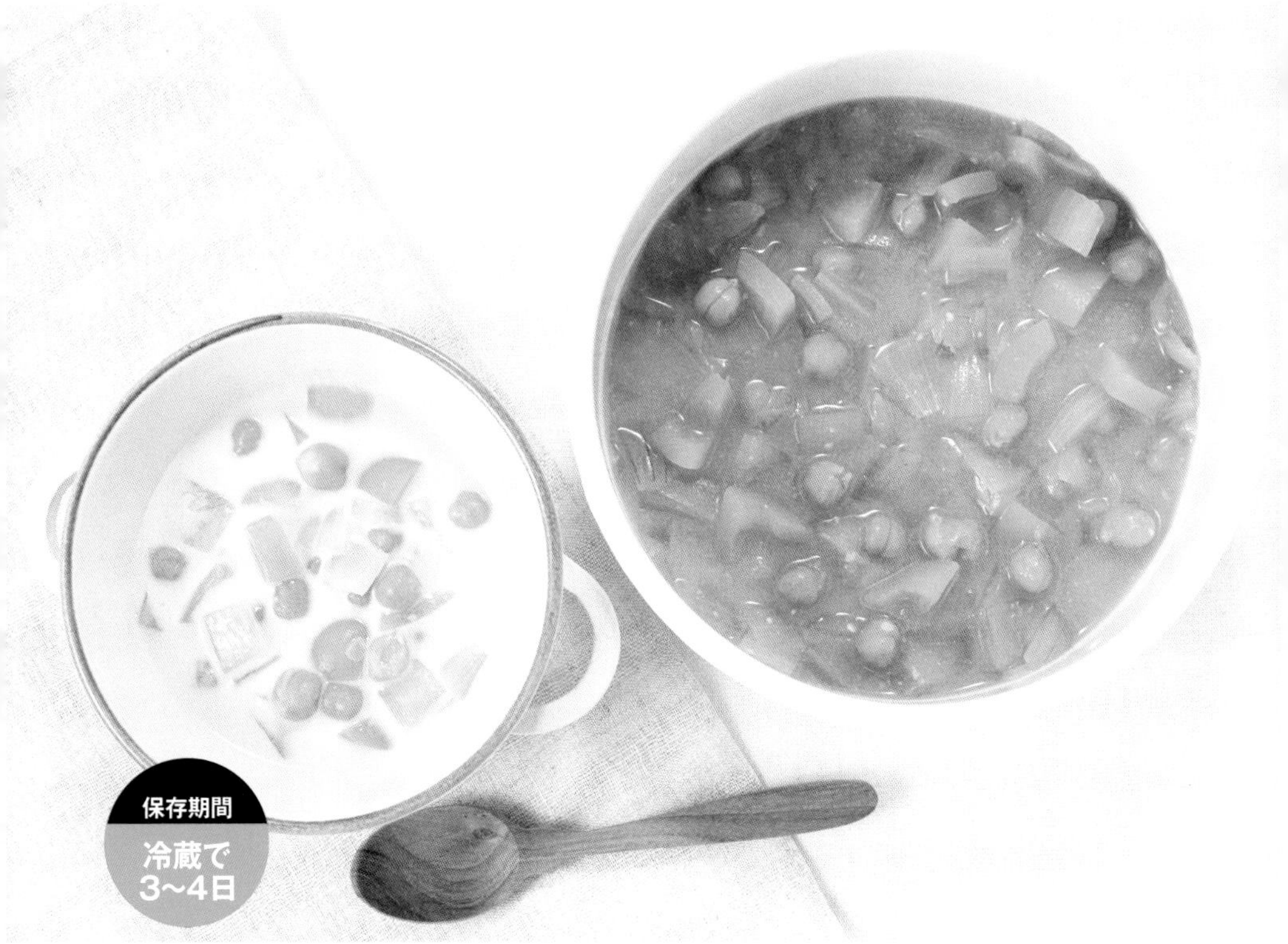

保存期間
冷蔵で
3~4日

大豆製品をダブルで。イソフラボンたっぷり!

豆乳味噌スープ

材料（4人分）

たまねぎ	1/2個
パプリカ（黄）	1個
ひよこ豆（水煮）	大さじ5
コンソメ	1個
水	1カップ
味噌	大さじ1
コショウ（お好みで）	少々

作り方

1 たまねぎ、パプリカを1センチ角に切る。
2 1とひよこ豆、水、コンソメを鍋に入れて煮る。沸騰したら火を弱め、味噌を溶き加える。

★いただくときは、スープと同量程度の**豆乳**をカップに入れて電子レンジで温める。お好みでコショウをふってもよい。

ポイント

ひよこ豆、豆乳、味噌と3つの食材からイソフラボンとタンパク質がとれます。発酵食品と一緒にとることで腸内細菌の働きをより活用することができます。更年期や女性ホルモンのバランスを調整するのにおすすめです。

長生き食材⑤
高野豆腐

血糖値を下げる　コレステロール値を下げる　血液サラサラ　肥満防止　腸内環境を整える

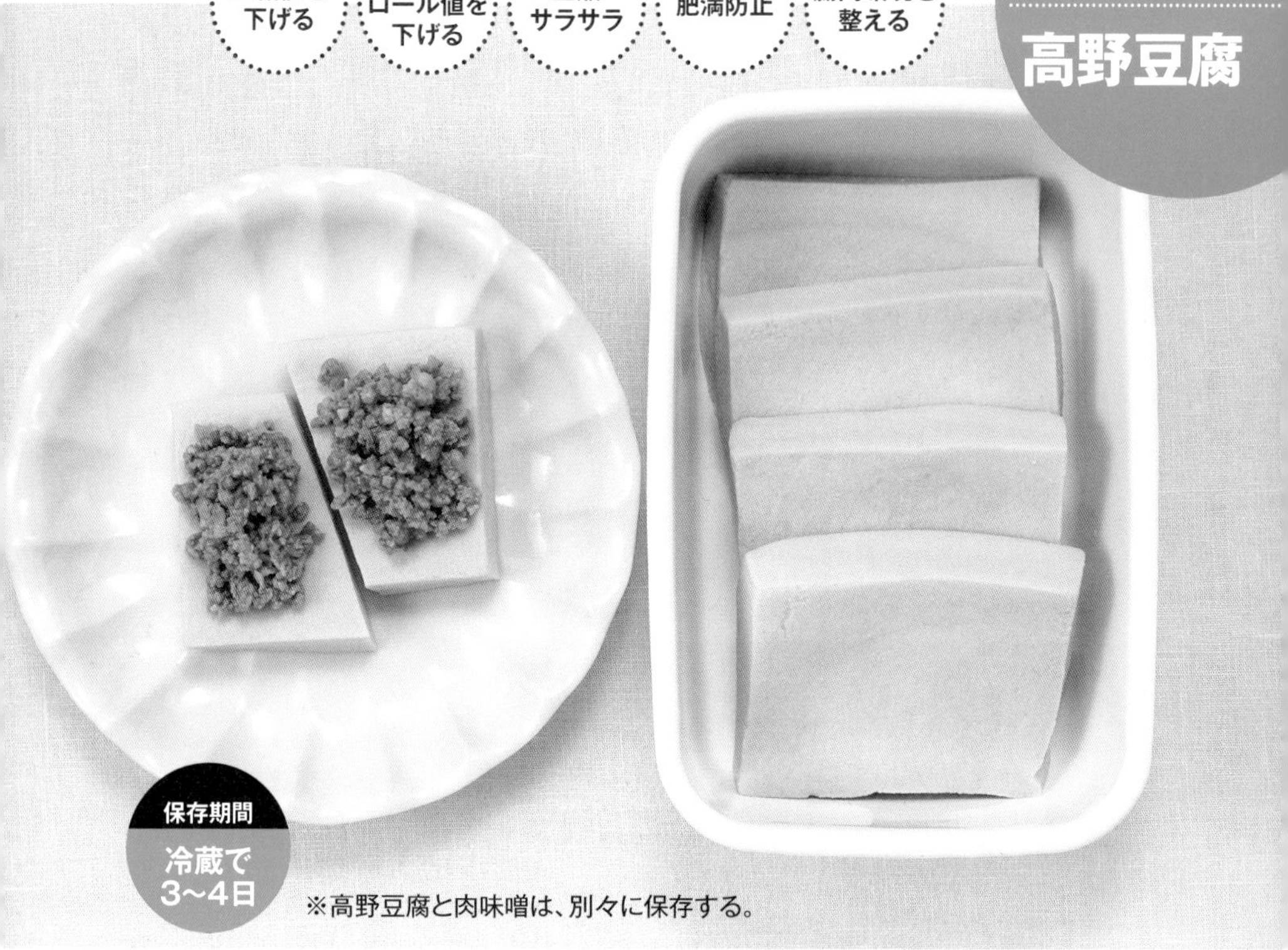

保存期間
冷蔵で3〜4日

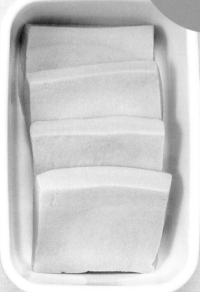

※高野豆腐と肉味噌は、別々に保存する。

日本古来のスーパーフードを食卓の定番に

高野豆腐のふくめ煮 肉味噌添え

材料（作りやすい分量）

	高野豆腐	4個
A	水	1000ml
A	顆粒だし	小さじ2と1/2
A	醤油	小さじ1/2
A	塩	ふたつまみ

作り方

1　高野豆腐とAを鍋に入れて5分ほど煮る。

2　中までだしが染みたら火を止める。

ポイント　ひき肉の動物性タンパク質と高野豆腐の植物性タンパク質を組み合わせることで、バランスの良い栄養をとることができます。動脈硬化の予防におすすめです。

《肉味噌》　材料（作りやすい分量）

	豚ひき肉あるいは鶏ひき肉	200g
	しょうが	2片
	長ねぎ	1本
A	酒	大さじ2
A	醤油	大さじ4
A	砂糖	大さじ1

作り方

1　しょうが、長ねぎをみじん切りにする。

2　ひき肉と1、Aを鍋に入れて中火にかける。

3　水分が少なくなってきたら弱火にし、完全に水分が飛んだら完成。

★高野豆腐に肉味噌をのせていただく。

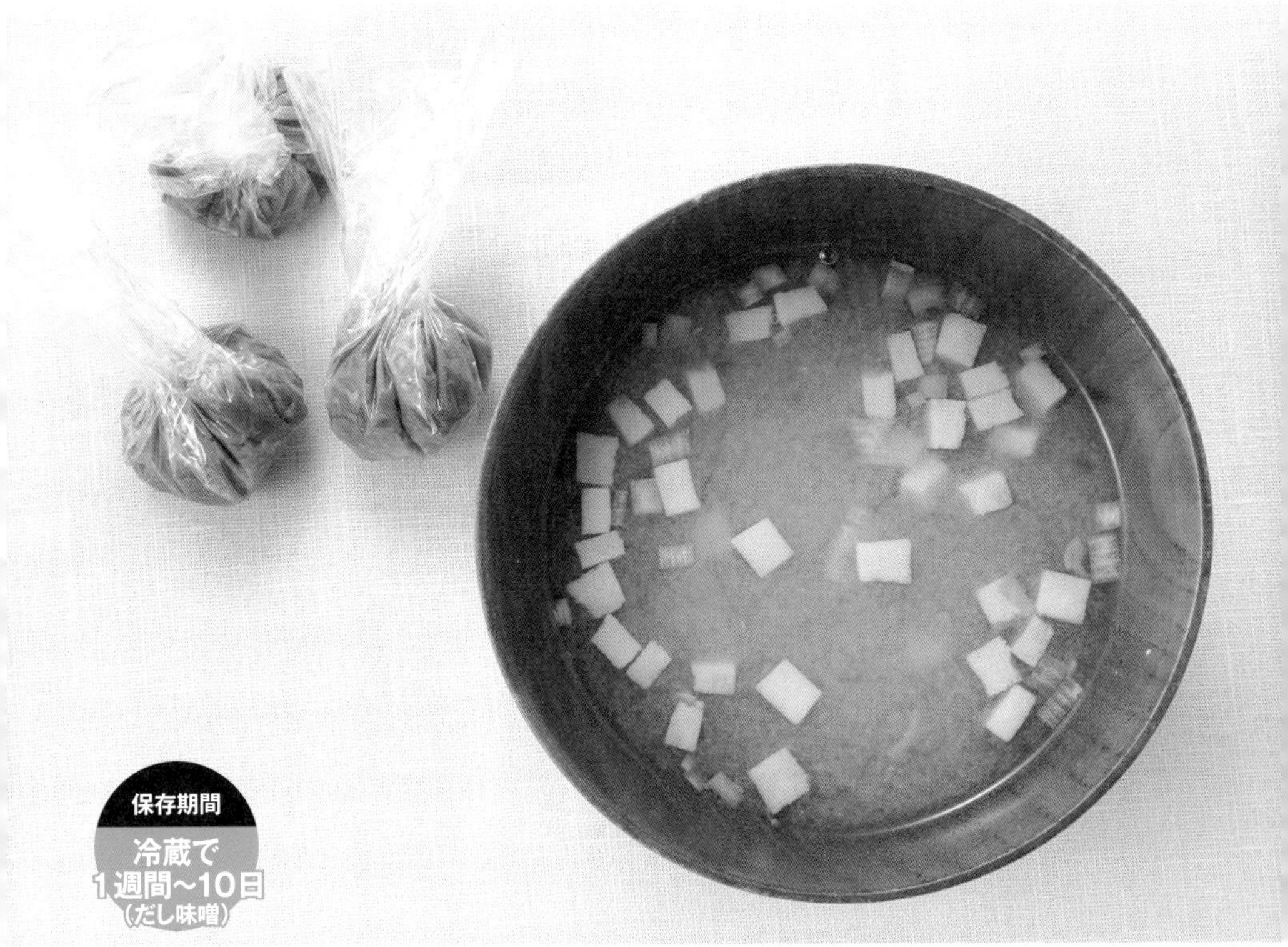

長生き味噌汁を味噌玉で手軽に

高野豆腐の味噌汁

材料（1人分）

高野豆腐（薄切りタイプ）......大さじ1強
だし味噌................................大さじ1強

作り方

1　高野豆腐をさいの目切りにする。薄切りタイプをそのまま、普通のサイズのものを小さく切るなど、お好みに合わせて。

2　1とだし味噌（味噌玉）を器に入れ、熱湯（分量外）を注ぐ。

《だし味噌》

材料（作りやすい分量、7杯分）

味噌..大さじ5
顆粒だし....................................小さじ5
長ねぎ 1/3本

作り方

1　長ねぎはみじん切りにして、材料をすべて混ぜる。

2　1杯分（大さじ1強）ずつラップに包んで味噌玉にして保存してもよい。

ポイント

腸活には、大豆でできた高野豆腐と味噌を組み合わせることが大切です。低カロリーで、腸内環境に良い食材は、免疫力を高め健康維持に最適です。

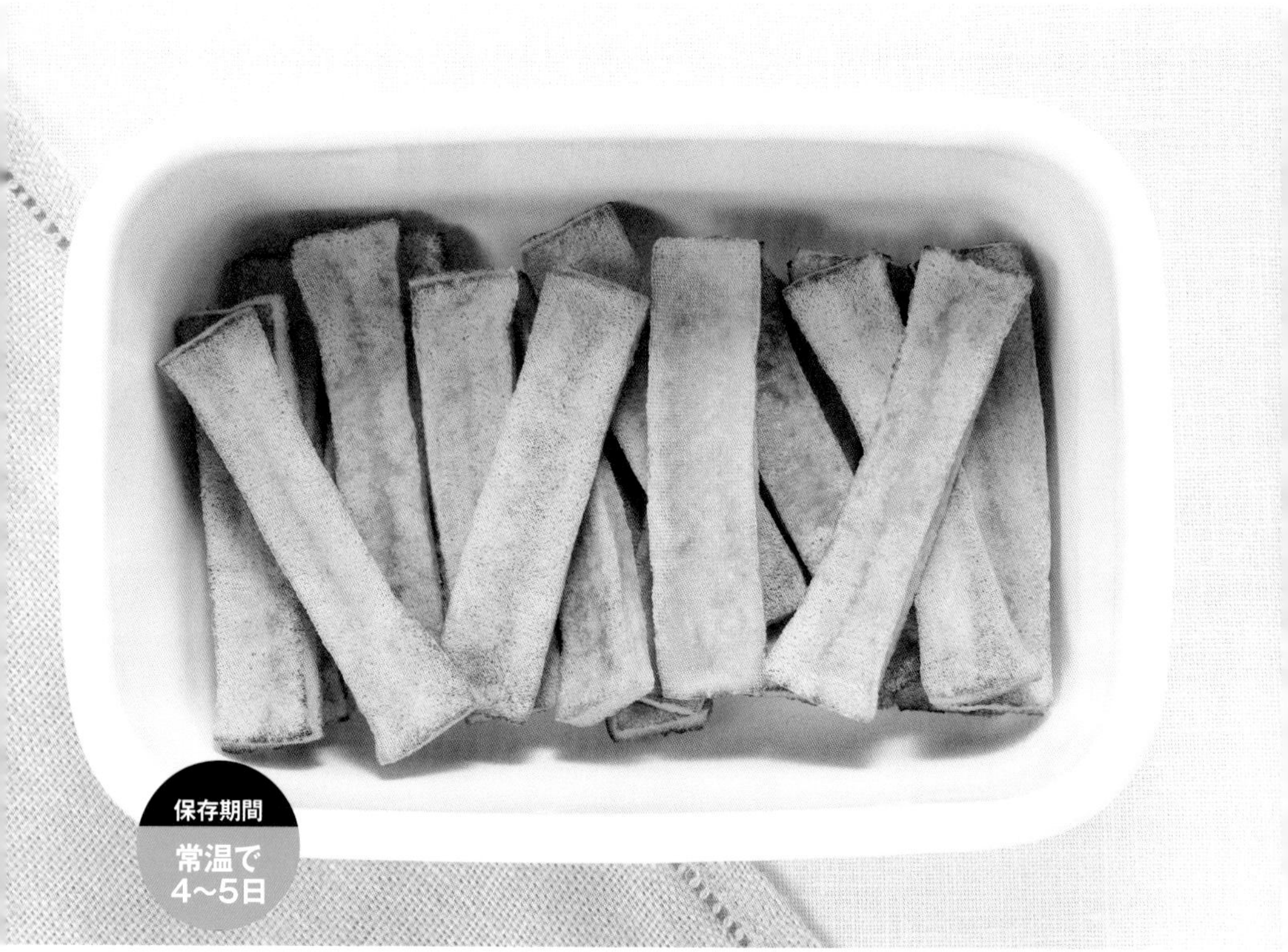

保存期間
常温で
4〜5日

おつまみやおやつにして老化抑制

高野豆腐スティック

材料（作りやすい分量）

高野豆腐……2個
コンソメ……1/2個
熱湯……100ml
コショウ……適宜

ポイント

スナック感覚で、低カロリーな高野豆腐を活用しましょう。血糖値とコレステロールを下げてくれますので、健康管理におすすめです。

作り方

1 バットに熱湯を入れてコンソメを溶かし、高野豆腐をひたす。
2 水分がなじんだら、高野豆腐を2ミリほどの薄切りで、スティック状に切る。
3 2を耐熱皿に並べ、コショウをふり、電子レンジ600Wで約3分加熱する。
4 レンジから出したら、1本ずつ裏返し、そのまま熱い皿の上におき、乾燥が足りなければ、様子を見ながら5〜10秒ずつ加熱を追加する。
5 あら熱がとれたら、気密性の高い保存容器に乾燥材と一緒に入れる。

★そのまま食べても、サラダやスープにトッピングしてもOK。

長生き食材⑥

ヨーグルト

腸内環境を整える　骨粗鬆症予防　免疫力アップ　抗酸化

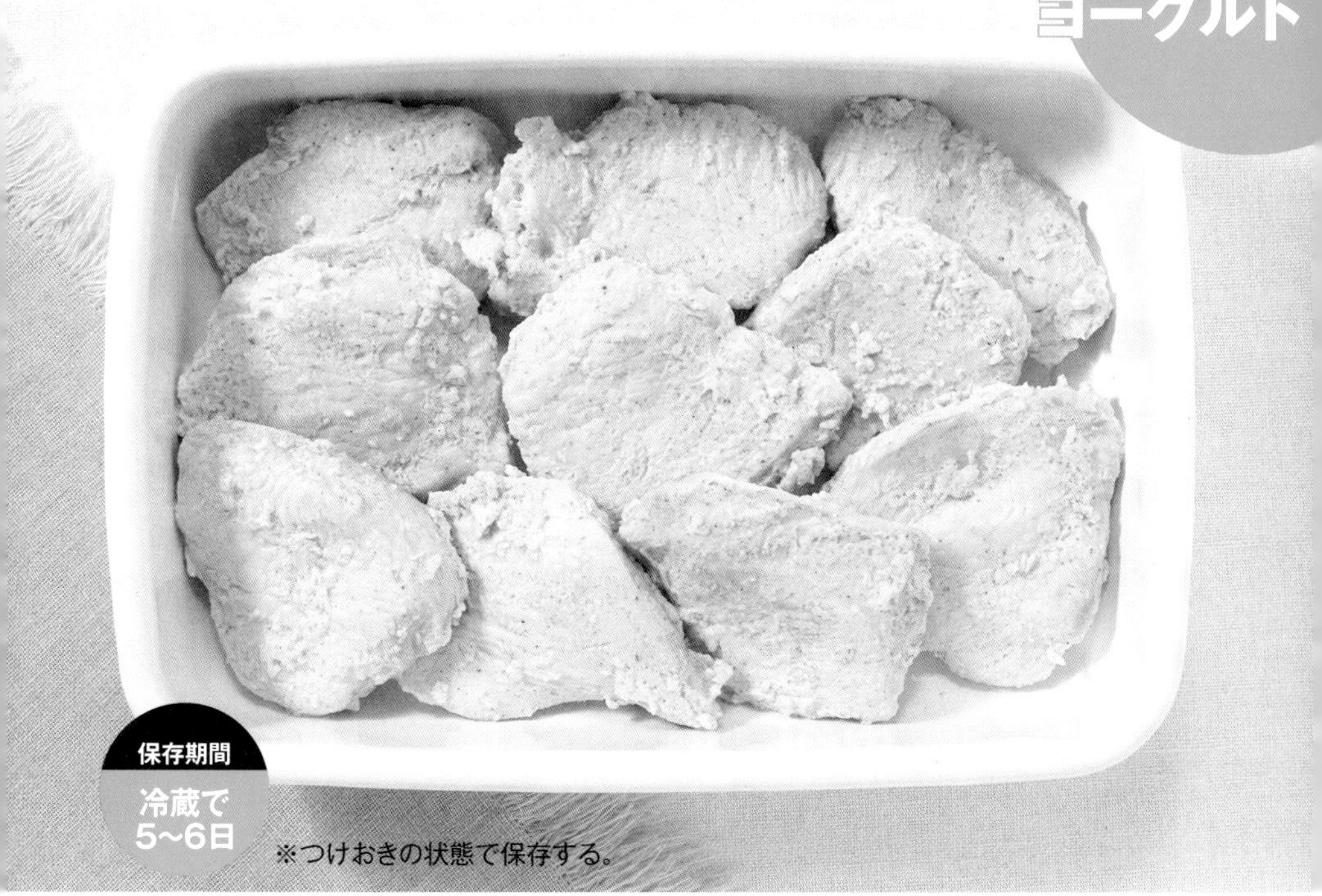

保存期間
冷蔵で
5～6日

※つけおきの状態で保存する。

肉をやわらかく。腸内細菌へアプローチ

鶏肉のマリネ　タンドリーチキン風

材料（4人分）

鶏胸肉……1枚

A
- カレー粉……大さじ1
- おろしにんにく……小さじ2
- **ヨーグルト**……大さじ2
- 塩……小さじ1/2
- コショウ……少々

ポイント

ヨーグルトに含まれる乳酸菌が鶏胸肉を発酵させて、美味しさが倍増します。カレー粉にはクルクミンが含まれていますので、がんの予防、アルツハイマー病の予防が期待できます。

作り方

1 鶏胸肉の皮をとり除き、そぎ切りにする。
2 1をポリ袋に入れ、Aを加えてもむ。
3 冷蔵庫で1日以上つけ込み、フライパンかオーブントースターで焼く。

★焼いたあとは、1～2日以内に食べるようにしましょう。

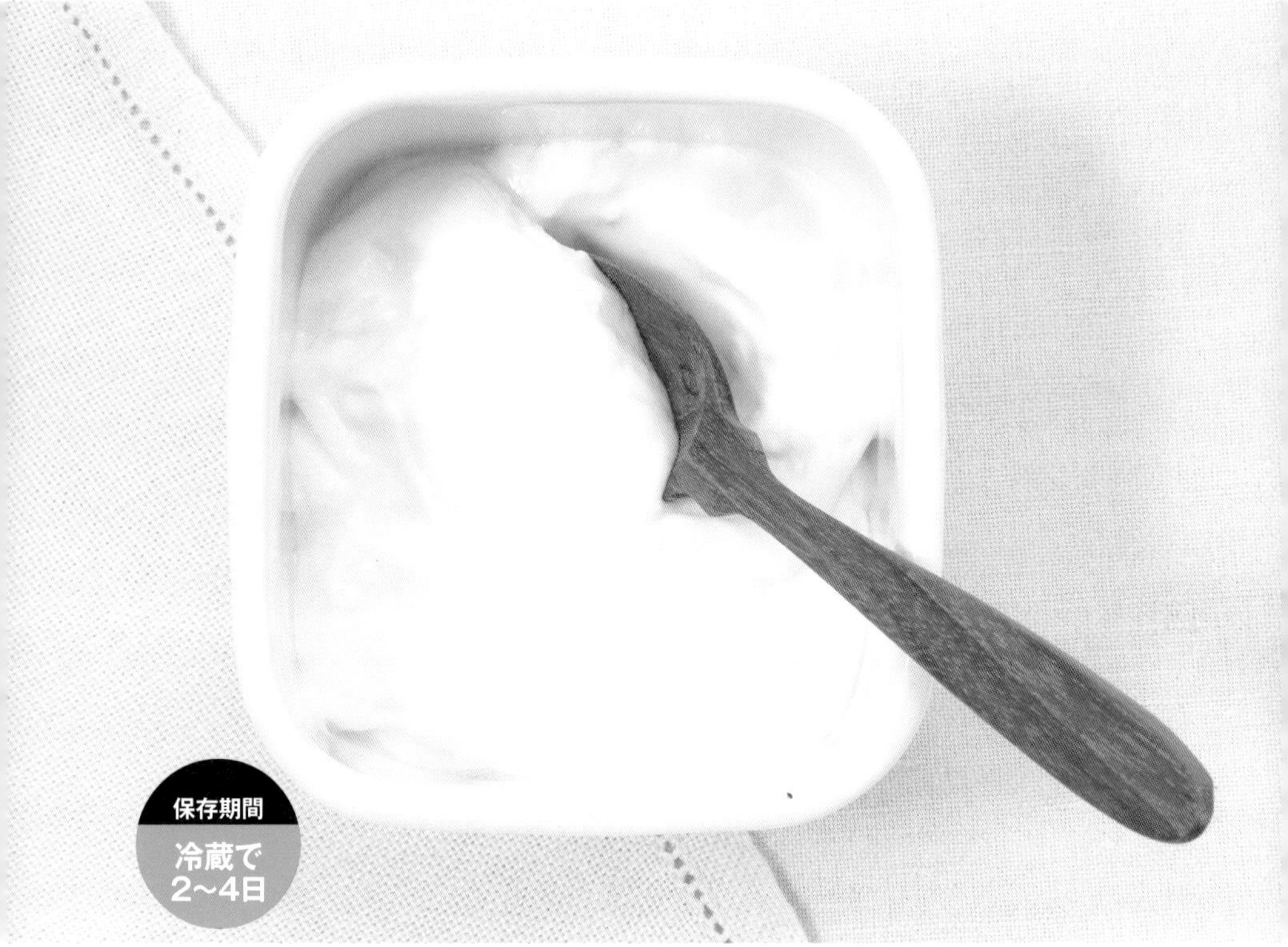

乳酸菌を凝縮。腸内環境アップへ

水切りヨーグルト

材料（作りやすい分量）

ヨーグルト（無糖）..... 1パック（400g）

ポイント

ヨーグルトの濃度が濃くなることで、栄養力がアップします。ハチミツに含まれる糖分はゆっくり吸収されますので、血糖値が心配な方におすすめ。また、ハチミツは殺菌作用がありますので、風邪の予防に良いでしょう。

作り方

ざるにキッチンペーパーを敷き、その下にボールなど水分の受け皿となるものをおく。ヨーグルトをのせて1〜2時間ほどおいて水を切る。

★ハチミツ、塩、コショウなどお好みで味付けしていただく。

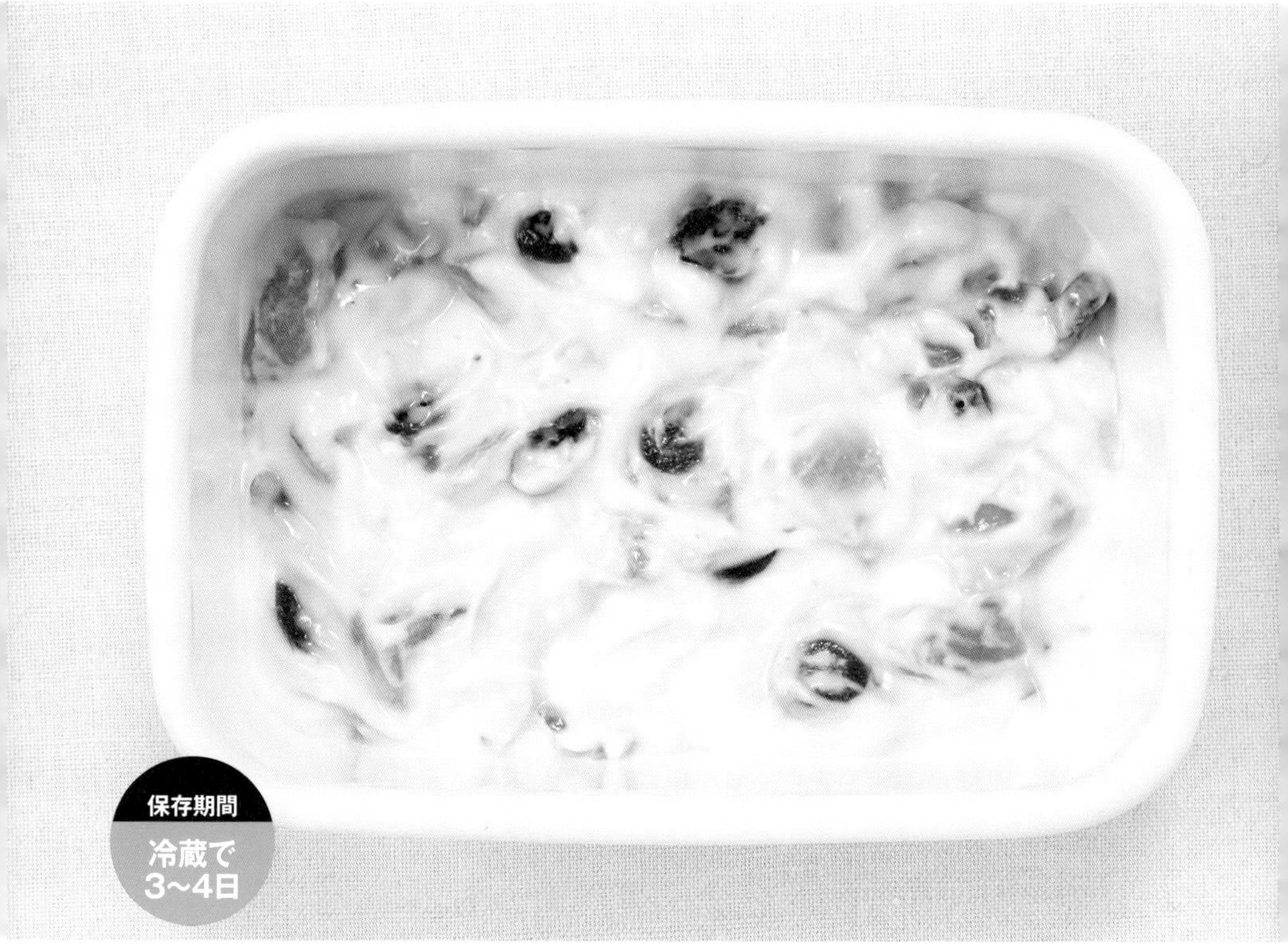

保存期間
冷蔵で
3～4日

ダブルの長生き食材でアンチエイジング

ドライフルーツ　ヨーグルト漬け

材料（作りやすい分量）

ヨーグルト（無糖）..... 1パック（400g）
ドライフルーツ
（クランベリー、マンゴーなど）... 120g

ポイント

ヨーグルトの水分をドライフルーツが吸って、ヨーグルトもドライフルーツも美味しくなります。ヨーグルトを毎日とることで、花粉症、風邪の予防、骨粗鬆症の予防などに効果があります。

作り方

ヨーグルトにドライフルーツを加えて混ぜ、なじむまで1日以上おく。

★肉料理の付け合わせや、季節の果物に合わせていただいても。

がん予防　ストレス解消　認知症予防　血液サラサラ　骨粗鬆症予防

長生き食材❼

ドライフルーツ

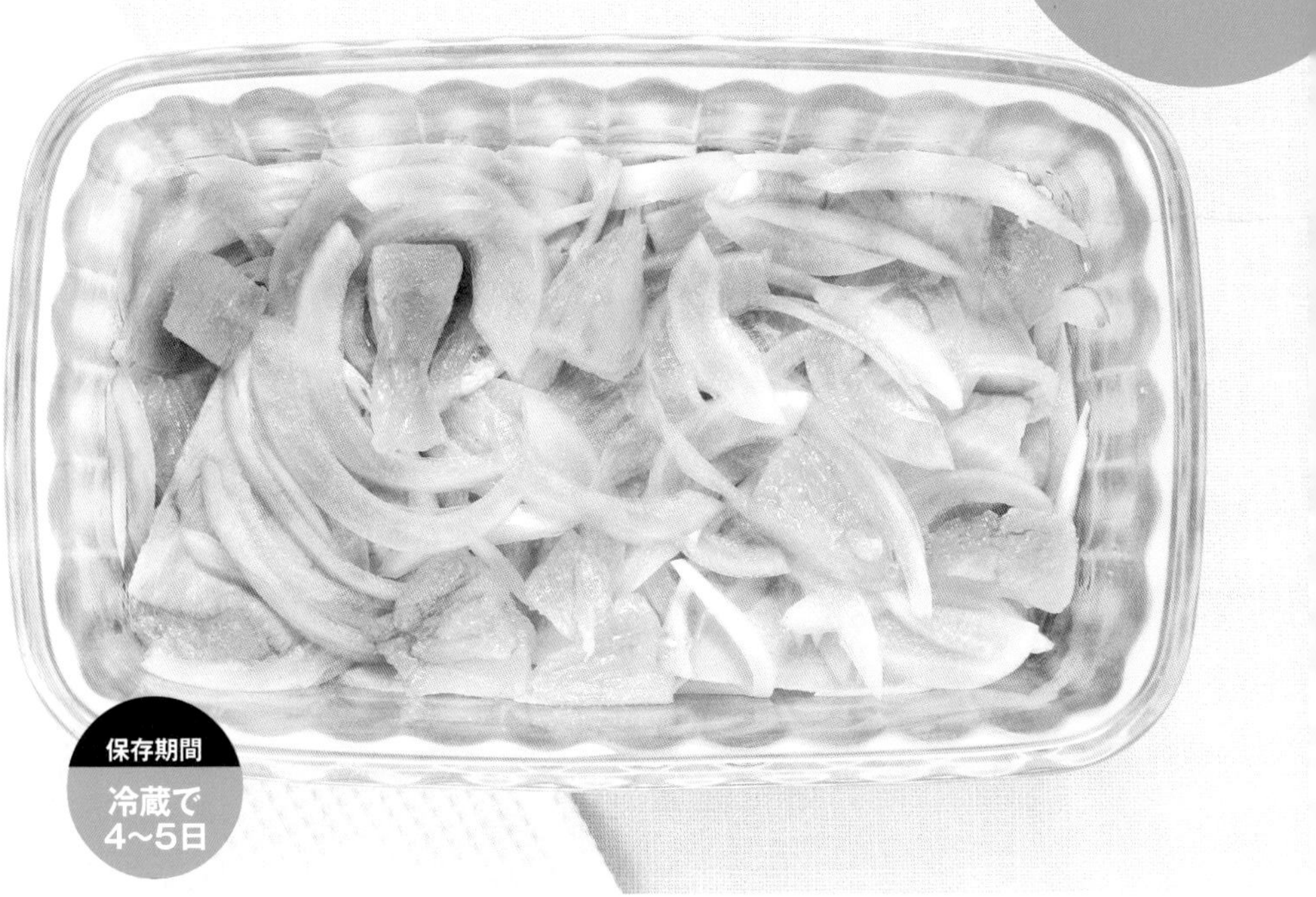

保存期間
冷蔵で4～5日

マリネ液に溶け出たポリフェノールもまるごと

ハムの南蛮漬け風　ドライパイン入り

材料（4人分）

ハム	4～5枚
たまねぎ	1/2個
ドライパイン	60g
醤油	大さじ2
酢	大さじ2
コショウ	適宜

ポイント

ドライフルーツに含まれる果糖はゆっくりと吸収されますので、血糖値が心配な方におすすめです。パイナップル、パパイヤ、キウイ、リンゴなどに含まれるブロメラインは、タンパク質の消化を助けてくれます。

作り方

1　ドライパインは薄切り、ハムは1センチ幅の短冊切り、たまねぎは薄切りにする。

2　すべての材料を混ぜ合わせて、冷蔵庫でなじませる。

★ドライパインの代わりに、干しリンゴを使うのもおすすめ。

★2日以上経過したら、豆腐やごはんにのせていただいても。

抗酸化

免疫力アップ

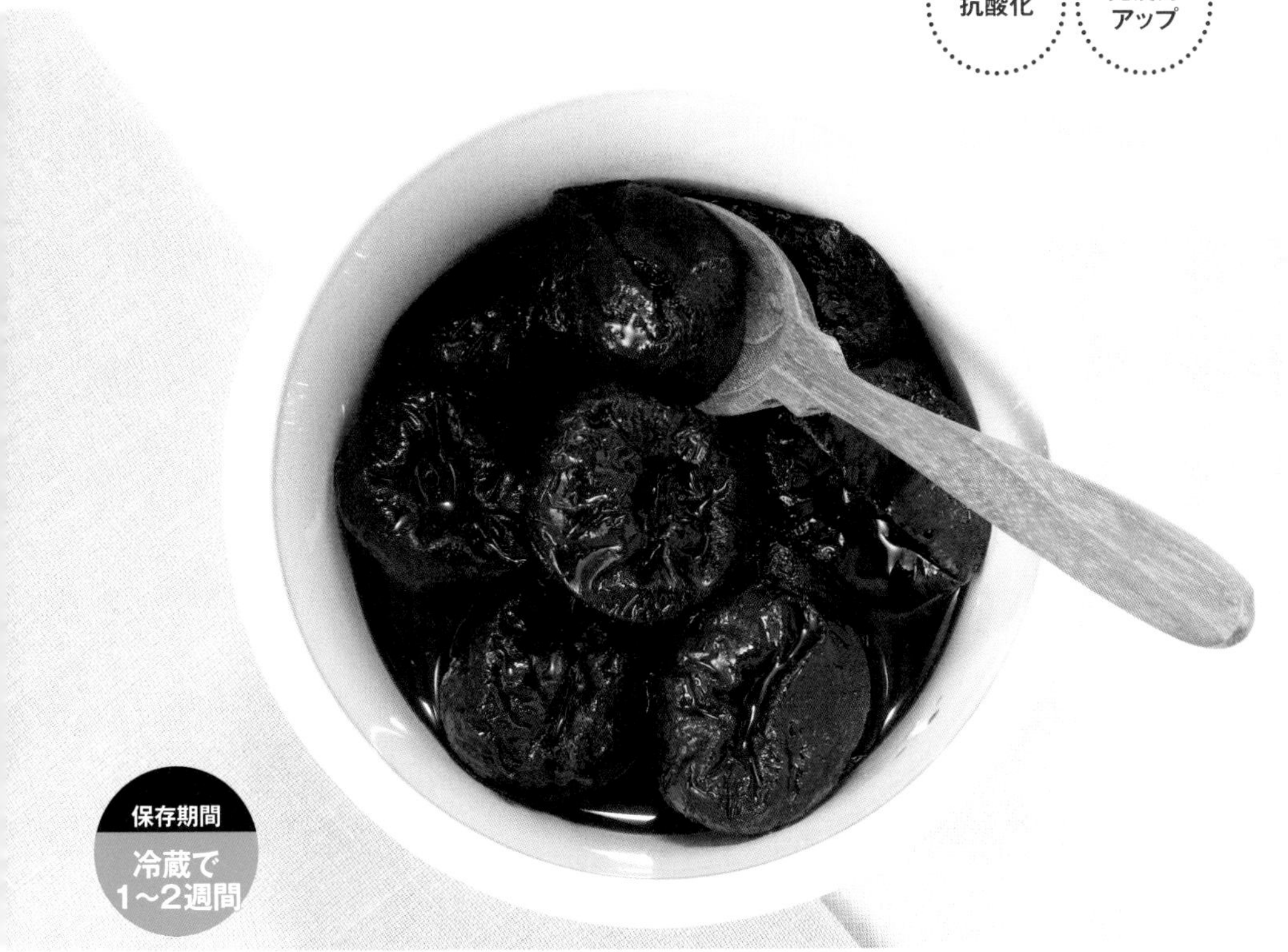

保存期間

冷蔵で
1～2週間

豊富なカリウムでむくみ解消

プルーンの赤ワイン煮

材料（作りやすい分量）

ドライプルーン..........................1カップ
赤ワイン ....3～5カップ

ポイント

赤ワインのポリフェノールが動脈硬化を防ぎ、血液をサラサラにしてくれます。プルーンは食物繊維が豊富で、ビタミンもたくさん含んでいますので、肌や消化器を元気にして、骨を強くしてくれます。

作り方

1 鍋にドライプルーンと赤ワインを入れる。赤ワインの量は、プルーンに2～3センチかぶるくらいになるよう調整する。
2 とろ火で煮て、水分がなくなり、プルーンがやわらかくなったら火から下ろす。

★ヨーグルトと一緒に。
★ベーコンや豚バラ肉など肉料理のつけ合わせに。
★炭酸水に混ぜて、レモンまたはハチミツを加えて飲んでも美味しい。

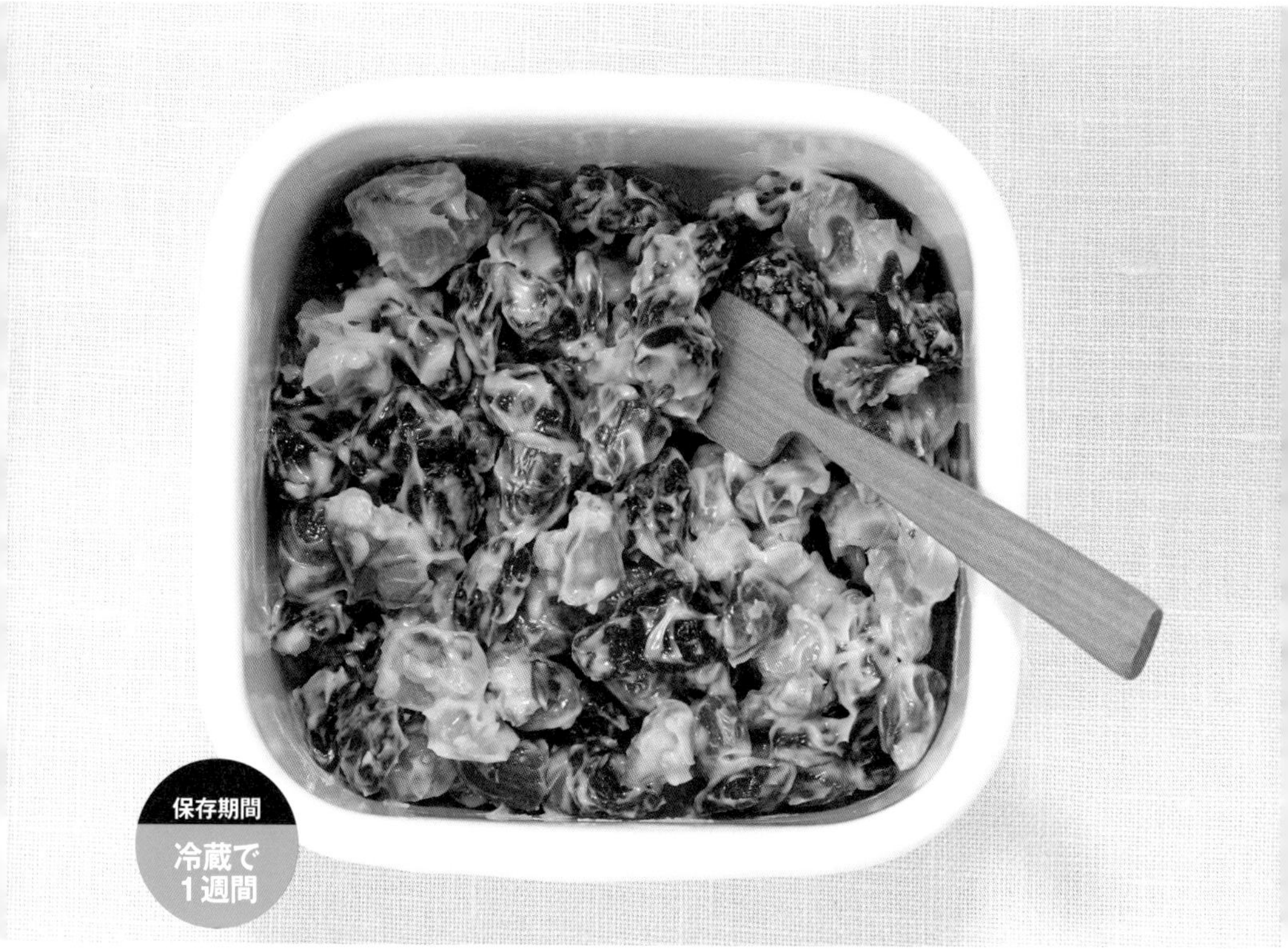

バターと一緒に。ポリフェノールの吸収率アップ

ドライフルーツバター

材料（作りやすい分量）

バター..大さじ2

ドライフルーツ

（レーズン、クランベリーなど）

ナッツ（アーモンド、くるみなど ）

.....刻んだ状態で合わせて大さじ5程度

ポイント

ドライフルーツのポイントは、さまざまな色にあります。色とりどりのドライフルーツを組み合わせることが大切です。バターと組み合わせることで、タンパク質、脂質、炭水化物をバランス良くとれます。

作り方

1　バターは室温に戻しておく。

2　ドライフルーツ、ナッツを刻む。

3　1と2をよく混ぜる。

★ドライフルーツはイチジクやマンゴーもおすすめ。ナッツは塩味がついたものでも、素焼きでもOK。

★パンにつけていただく。

★クラッカーにのせてカナッペにしても。

第5章

長生き朝ごはんの
効果を倍増させる
朝の長生き習慣

長生き朝ごはんをより効果的にする、
誰でも簡単にできる3つの習慣があります。
ぜひとり入れましょう!

簡単な朝の3つの習慣で さらに病気を遠ざける

最後に、**長生き朝ごはんの効果をさらにパワーアップさせる3つのポイント**をご紹介しましょう。どれも簡単なことですので、ぜひ、長生き朝ごはんと一緒に毎朝の習慣にしてみてください。

そうすれば、不調も病気もきっと改善されていくことでしょう。そして、**長く続けるほどに、心も体も、より一層健康で、長生きできるようになるはずです。**

長生き朝ごはんの効果アップの3か条

①白湯を飲もう

江戸時代初期、医師・本草学者の人見《ひとみ》必大《ひつだい》が著した、日本の食にまつわる名著『本朝食鑑《ほんちょうしょっかん》』の一番最初に書かれているのが、水です。

この中に「我が国では、富んでいる人も貧しい人も等しく習慣にしていて、朝夕食後に必ず温湯を飲んでいる」と記載されています。

その働きは「口歯をきれいにし、喉を通し、胃をリラックスし、穀物や肉を消化し、胃の働きを良くして、体の経絡に巡らし、残ったものを流して、体中を循環させる」とされています。

白湯を食後に飲むことは「千載《せんざい》不易《ふえき》（千年経っても変わらない）の養生術」で、炒り米、蜜柑《みかん》の皮、茴香《ういきょう》、山椒《さんしょう》の粉を混ぜたもの（香煎《こうせん》）や、胡麻《ごま》、枸杞《くこ》、胡桃《くるみ》、塩をあぶって粉末にして飲むと消化に良いと記載されています。

長生き朝ごはんの効果をさらにアップさせるために、**朝、起きたら白湯を飲みましょう。胃腸が刺激され、朝ごはんを受け入れるための準備がととのいます。**

朝ごはんには**温かいお味噌汁やスープなどの水分をとる**と、なお良いでしょう。1日のうち体温が一番下がるのは、朝です。朝の体温を上げることが、なによりも大切です。

②深呼吸をしよう

長生き朝ごはんを120%生かすために、**深呼吸**をしましょう。

人は、呼吸をしなければ生きていけません。命をつなぐ最も大切な行為が、呼吸です。酸素を体にとり込み、二酸化炭素を吐き出すことで、命を維持しています。

しかし、呼吸することは、親からも学校の先生からも教わっていないため、しっかりと呼吸することを忘れてしまいがちです。

朝、起きたら必ず深呼吸をしましょう。

眠っている間に、脳も心臓も、肺も肝臓も、膵臓も腎臓も、酸欠になっています。

もちろん、胃も小腸も大腸も酸欠になっています。

朝ごはんを食べる前に深呼吸をすることで、**体の隅々まで酸素が行きわたり、細胞ひとつひとつが目を覚ましてくれます。胃や腸の細胞が活性化し、朝ごはんに含まれる栄養素をしっかり消化・吸収することができるようになります。**

深呼吸のポイントは、次の3つです。

①ゆっくり吸って、ゆっくり吐くこと
②鼻から息を吸うこと
③3回を1セットにして、1回目よりも2回目、2回目よりも3回目、と長く息を吸って、長く息を吐くようにすること

深呼吸をすると、腹式呼吸になります。一般に男性は腹式呼吸、女性は胸式呼吸ですが、深呼吸をすると無意識に腹式呼吸になります。

すると体の中で一番大きな筋肉、横隔膜を動かすことになります。ゆっくり呼吸をすることで横隔膜が大きく動き、筋肉運動によって熱が発生しますから、体温も上がります。

③ 良い睡眠

良い朝をむかえるためには、**良い睡眠**をとる必要があります。では、良い睡眠とは、何でしょうか。

それは、子どもの寝ている姿を思い浮かべると理解しやすいでしょう。物音がしても地震が来ても起きない、熟睡をすることです。熟睡することで頭も体もリラックスし、良い朝がむかえられます。

すると、**朝ごはんに含まれるさまざまな栄養素をしっかり消化・吸収することができます**。良い睡眠をとるには、**睡眠環境を整える**ことが大切です。

①明るさ、②音、③寝具、の3つの睡眠環境に注目してみましょう。

①明るさは、**できる限り暗くすること**が大切です。

睡眠を調節している中枢は、光によってスイッチのオンオフが切り替わります。**光が眼から入ってくると睡眠とは反対の覚醒スイッチが入り、寝られなくなります**。部屋の電気は必ず消して、窓には遮光カーテンをつけましょう。

②音ですが、実は意外にも、睡眠に大きく影響しません。

もちろんあまりにも大きな音の中では眠れないでしょうし、「夜口笛を吹くとヘビが来る」というように、大きな音や高音はそもそも周囲へ迷惑をかけますね。

しかし、電車の中や授業中に寝てしまった経験をお持ちの方なら、音がしていても熟睡できることが理解できると思います。**リラックスできる音楽をかけても、無音でもかまいません。自分が心地よく眠れる状態を知っておく**と良いでしょう。

③寝具は、**枕、敷布、掛布、寝間着**のことです。

枕は、頭と胴体を結びつけている大切な首をリラックスさせる道具ですので、頭のおもりを感じさせないものを選びましょう。

敷布は、寝ている間に出る寝汗がたまらないように通気性の良いものを、掛布は温度と湿度を調節してくれるものを選びましょう。

寝間着は、体を締めつけないゆったりしたものがおすすめです。

朝ごはんにとりたい
７つの長生き食材！

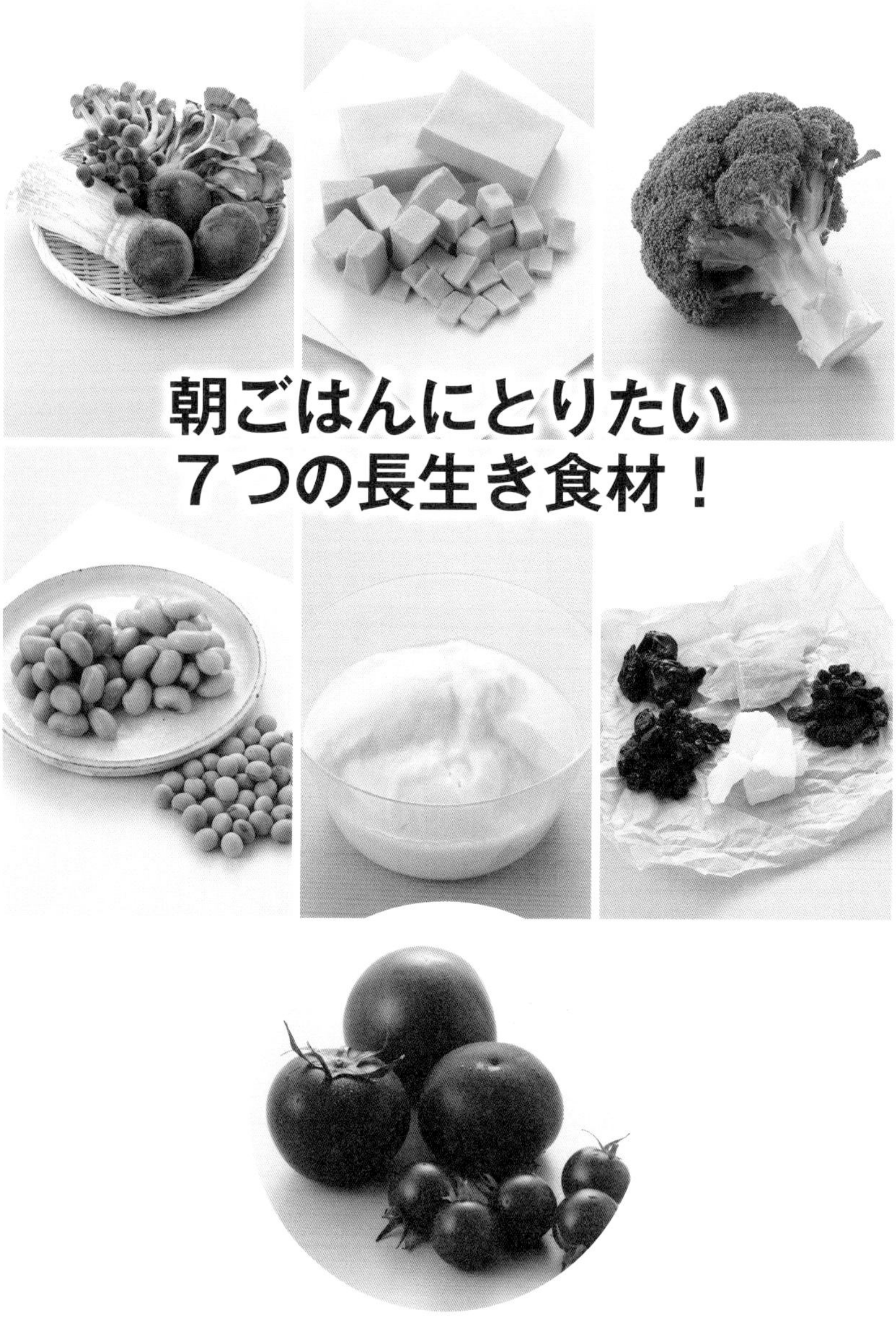

あとがき

わたしは母・博子から、「学校に遅刻してもいいから、朝食は食べて行きなさい」といつも言われていました。現在、風邪ひとつ引かない健康な体になったのも、母のお陰だと思っています。

57歳になった今、母の言葉は「朝食を食べて生きなさい」と聞こえます。

長生きの秘訣は、人それぞれ、タバコを吸っていても長生きの人がいれば、偏食な人でも長生きの人がいらっしゃいます。しかし例外のない規則がないように、大切なことは原理原則です。

それが、朝ごはんです。

乳幼児も学童児も、受験生も大学生も、社会人も定年後も老後も、どんな人にも共通するのが、朝ごはんです。みなさんには、朝ごはんの大切さを理解していただきたいと思います。

朝ごはんを食べる時間がないとおっしゃる方が、多くいらっしゃいます。そんなときは、１日のうち初めて口にする食事を大切にしてください。初めて口にする食事を朝ごはんだと考えて、本書を活用していただければ幸いです。

胃がんや大腸がんで手術を受けた患者さんが、術後初めて口にする食事は、嚥下する力があるのか、水分や固形物を消化する力があるのか、手術でつないだ部分がちゃんと治っているのかなど、いろいろなことを考慮して準備されます。

栄養学的には、72時間以上食事をとらないと腸粘膜の絨毛がボロボロになって敗血症の原因になります。つまり、食事の効用は、ただ単に栄養を補給するだけではないということです。

その中で、朝ごはんを上手にとることが長生きの秘訣になります。長生きのために、大切な朝ごはんを毎日楽しく食べていただくために、少しでもお役に立てれば幸いと思います。

わたしは開業医の家で育ったことで、知らず知らずのうちに健康について身につけている習慣があります。医師として30年余り、医療現場で経験した知識があります。

この本を通して、それらの習慣や知識を多くの人に少しでもわかりやすくお伝えできたら、と思います。

食事レシピなど、二人の子どもを育てた経験からたくさんのアイデアを出してくれた美幸と、この本を世に出すためにチャンスをいただきましたワニブックスの編集長・岩尾雅彦様、田中悠香様に心から感謝いたします。

今津嘉宏

2020年3月

著者

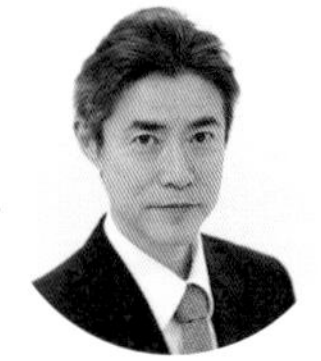

今津嘉宏（いまづ　よしひろ）

[資格等]日本外科学会認定医 専門医/日本胸部外科 認定医/日本消化器内視鏡学会 専門医、指導医/日本消化器病学会 専門医/日本がん治療認定医機構 認定医、暫定教育医/日本東洋医学会 専門医、指導医/日本医師会 産業医、健康スポーツ医/日本静脈経腸栄養学会 TNT研修会世話人/地域医療薬学研究会 世話人

1988~1989	慶應義塾大学医学部外科 助手
1989~1990	国民健康保険組合南多摩病院 医員
1990~1991	国立霞ヶ浦病院 医員
1991~1994	慶應義塾大学医学部外科 助手
1994~2005	恩賜財団東京都済生会中央病院外科 医員
1994~2010	慶應義塾大学病院漢方クリニック 共同研究員
2005~2009	恩賜財団東京都済生会中央病院外科 副医長
2009~2011	慶應義塾大学医学部漢方医学センター 助教
2009~2010	Classifications, Terminologies and Standards Department of Health Statistics and Informatics World Health Organization (WHO), Intern
2011~2013	北里大学薬学部 非常勤講師 薬学教育センター社会薬学部門 講座研究員
2013~	芝大門いまづクリニック 院長
2013~2015	慶應義塾大学薬学部 非常勤講師
2013~2020	北里大学薬学部 非常勤教員
2014~2020	首都大学東京 非常勤講師

[著書]『89.8%の病気を防ぐ上体温のすすめ』/『風邪予防、虚弱体質改善から始める　最強の免疫力』（ともに小社）/『ねころんで読める漢方薬』（メディカ出版）/『仕事に効く漢方診断』（星海社）/『子どもの心と体を守る「冷えとり」養生』（青春出版社）/『がん漢方』（南山堂）など

- 病状のみでなく、その人を取り巻く環境や性格にも留意し、患者の心に寄り添う医療を実践している。
- 趣味は家族（妻、二男）との日常の風景や旅の思い出などを手描きのイラストで記したアルバム作り。

著者

レシピ考案（第4章）

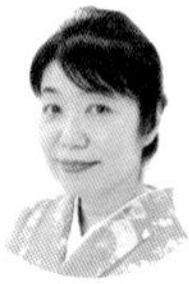

今津美幸（いまづ　みゆき）

栄養士、フードスペシャリスト。

45歳を過ぎてから戸板女子短期大学食物栄養科で栄養学を学び、栄養士となる。二児のお弁当を日々18年間作った経験と、医療現場で実際にがん、生活習慣病（糖尿病、高血圧症、脂質代謝異常など）の栄養指導を行った実績から、栄養学を衣食住の視点から総合的にアドバイスする栄養指導は、多くの人から支持されている。

「皆様へ、手間と時間をかけずに毎日の食事へ、バランスのとれた料理に『作りおきおかず』をお役に立てていただけたら、光栄です」

レシピ考案

料理·レシピ考案（第3章）

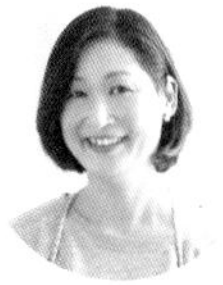

矢作千春（やはぎ　ちはる）

料理研究家、栄養士。

カルチャースクールの料理教室で長年、レッスン企画・運営、料理・お菓子教室の講師を務めたあと独立。身近な材料で作るおいしく簡単な料理・お菓子に定評があり、料理教室の講師、雑誌や書籍へのレシピ提案、食品会社のレシピ開発など幅広い分野で活躍中。

著書は『はじめてでも、かんたん！　おいしいチョコスイーツ』（K＆Bパブリッシャーズ）、『春夏秋冬の野菜の作りおき』（そらふブックス）など。

病気知らずの名医が食べている

長生き朝ごはん

2020年4月1日　初版発行

著者　今津嘉宏
　　　今津美幸
発行者　横内正昭
編集人　青柳有紀
発行所　株式会社ワニブックス
　　　〒150-8482
　　　東京都渋谷区恵比寿4-4-9　えびす大黒ビル
電話　03-5449-2711（代表）
　　　03-5449-2716（編集部）
ワニブックスHP　http://www.wani.co.jp/
WANI BOOKOUT　http://www.wanibookout.com/

印刷所　大日本印刷株式会社
製本所　ナショナル製本

ISBN978-4-8470-9903-8

STAFF

● 編集　スタジオパラム
　　　　清水信次
　　　　島上絹子
● レシピ原稿　大和田敏子
● 撮影　山上　忠
● デザイン & DTP　スタジオパラム
● スタイリング　山田晶子
　　　　畠山有香
● 校正　東京出版サービスセンター
● 統括編集　田中悠香（ワニブックス）